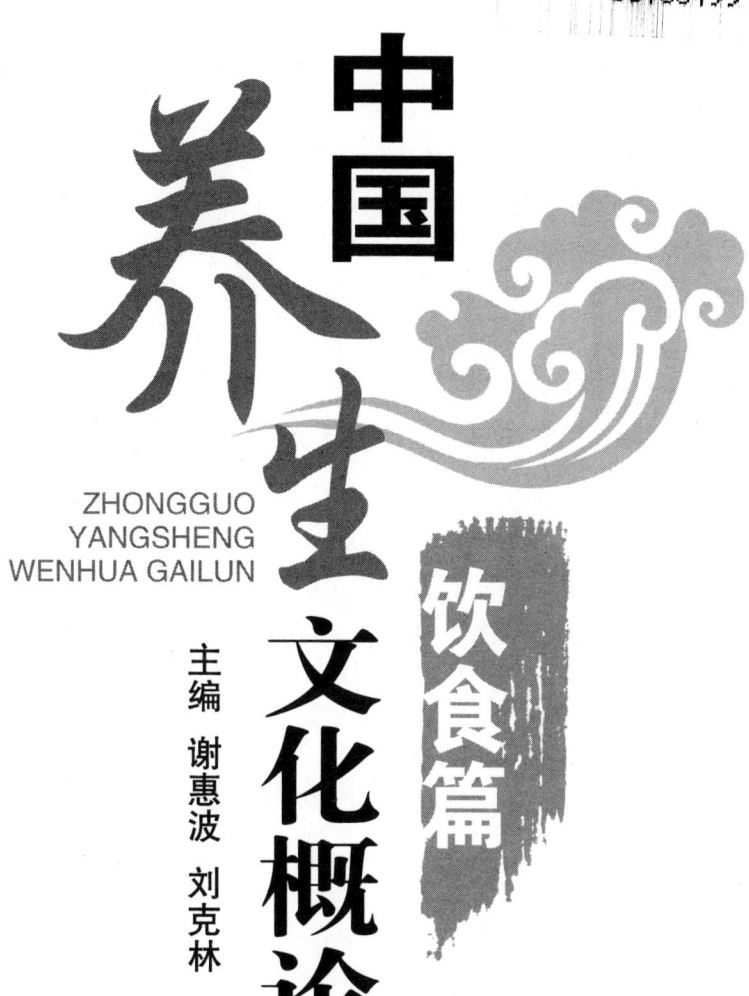

中国养生文化概论

ZHONGGUO
YANGSHENG
WENHUA GAILUN

饮食篇

主编 谢惠波 刘克林

四川科学技术出版社

·成都·

图书在版编目（CIP）数据

中国养生文化概论（饮食篇）/谢惠波，刘克林主编. –成都:四川科学技术出版社,2011.8(2019.8 重印)
ISBN 978 – 7 – 5364 – 7236 – 5

Ⅰ.①中… Ⅱ.①谢… ②刘… Ⅲ.①养生（中医）– 文化 – 中国
Ⅳ.①R212
中国版本图书馆 CIP 数据核字（2011）第 176193 号

中国养生文化概论
饮食篇

主　编　谢惠波　刘克林
责任编辑　戴　林
封面设计　墨创文化
版式设计　康永光
责任出版　欧晓春
出版发行　四川科学技术出版社
　　　　　成都市槐树街 2 号　邮政编码 610031
成品尺寸　185mm × 260mm
　　　　　印张 10　字数 200 千
印　刷　四川机投印务有限公司
版　次　2011 年 8 月第一版
印　次　2019 年 8 月第四次印刷
定　价　34.00 元
ISBN 978 – 7 – 5364 – 7236 – 5

编委会名单

主　编　谢惠波　刘克林

主　审　魏　嵋

副主编　苏红卫　沈宏春

编　委　（按拼音字母为序）

陈　润　刘军祥　汤　艳

杨　艳　小杨艳

前　言

　　"养生"是中国历史文化的独特现象与方法,著名英国科技史学家李约瑟指出:在世界文化当中,唯独中国人的养生学是其他民族所没有的。从上古至春秋战国时期,再到唐、宋、元、明、清,中华民族在近7000年的历史过程中不断进行发现、实践、探索、总结、整理和完善,逐渐形成了内容极为丰富的有关预防疾病、促进健康、延年益寿的养生方法和理论。其"天人合一"的整体观、"取象比类"的自然观、"变化发展"的辩证观无不折射出中华民族厚重的文化积淀和哲学智慧。研究其深邃的哲学思想和丰富的人文精神对当前疾病特别是重大慢性病的预防以及疾病的转归不仅有积极的现实意义,也对促进人类健康提高生命质量有重大意义。

　　习近平总书记在2014年两会期间强调,一个国家综合实力最核心的还是文化软实力,我们要坚定理论自信,道路自信、制度自信,最根本的还要加一个文化自信。当今时代,文化越来越成为民族凝聚力和创造力的重要源泉,越来越成为综合国力竞争的重要因素,要大力弘扬中华文化,中华文化是中华民族生生不息、团结奋进的不竭动力。要全面认识祖国传统文化,增强中华文化国际影响力,提高国家文化软实力。在党的十八大报告中又进一步指出:文化是民族的血脉,是人民的精神家园。"养生文化"是中国独有的文化哲学范畴和精神,是高层次的健康境界,应该得到弘扬与光大。

　　中国传统的养生文化源远流长,人们在长期的实践和探索中总结和摸索出了极为丰富的有关预防、治疗疾病和保健养生的方法,形成了完整的理论体系。随着我国综合国力的增强,饮食养生文化越来越受到国际社会的认同和赞扬,是中华文化软实力的重要体现。养生文化中的饮食养生是中国养生文化中最积极、最丰富的内容之一,是最易使人们接受的方法之一。孙思邈《千金要方·食活篇》指出:"食能驱邪而安内脏腑,悦神,爽志,以资气虚,药性刚烈,犹若御兵,若能用食平疴,适性遣疾者,可谓良工。"扁鹊曰:"为医者当须先洞晓病源,知其所犯,以食活之,食疗不愈,然后命药。"可见在中国古代已经充分认识到了食饮在疾病治疗中的重要作用,提出了"药补不如饮补,药治不如饮治"的重要观点,作为中国医学生,了解中国医学文化的博大与灿烂,继承我国丰富的医学文化精神与内涵,将中国7000年悠久的文化发扬光大,是我们应尽的责任和义务。这不仅对今后的职业生涯有极大的帮助,而且对疾病的预防、治疗和保健、养生作用都有重要的意义。

　　随着中国国际地位的增强,中国文化特别是中国古典文化的精华正在被世人所认识。

　　本教材的编写者们对中国养生文化有一定深入的研究并热爱,对中国养生文化内容的博大精深感到无限的崇敬。他们都工作在教学、科研第一线,既有一定的理论修养,又有较丰富的实践经验。教材引经据典,将现代医学知识与传统养生理念有机融合,为人们在不同地域、不同气候特点、不同季节、不同养生目的等情况下,如何安排日常起居,选择不同养生方法、药膳食谱及相关医疗知识等提供了有益的指导,是现代医学生特别是中国医学生应该掌握的知识。

　　在本教材的编写过程中,得到了许多同行的指导和帮助,特别是主审魏嵋教授对教材倾注了大量的心血,提出了许多修改意见,在此我们对所有关心、支持、帮助本教材的同行表示由衷的感激与谢意!由于编者水平有限,错误和不当之处在所难免,敬请读者提出宝贵的意见和建议。

谢惠波　刘克林

癸巳年九月三十于泸州医学院忠山

目　录

第一章　中国养生学概述……………………………………………………… 1

　第一节　养生文化概述……………………………………………………… 1

　　一、养生文化是中国文化思维的典型代表 …………………………… 1

　　二、养生文化的基本原则与方法 ……………………………………… 2

　　三、养生朴素哲学思维举例 …………………………………………… 3

　　四、养生朴素哲学思维方式启示 ……………………………………… 4

　　五、养生学的指导思想 ………………………………………………… 4

　第二节　养生学的概念、性质和特点 …………………………………… 5

　　一、养生的概念 ………………………………………………………… 5

　　二、养生学的性质 ……………………………………………………… 6

　　三、养生学的特点 ……………………………………………………… 6

　第三节　养生保健的目的和意义 ………………………………………… 7

　　一、养生保健的目的 …………………………………………………… 7

　　二、养生保健的意义 …………………………………………………… 7

　第四节　养生学的基本理论与指导思想 ………………………………… 9

　　一、基本理论 …………………………………………………………… 9

　　二、指导思想 …………………………………………………………… 15

第二章　饮食养生概说…………………………………………………………… 24

　第一节　饮食养生的概念和内容 ………………………………………… 25

　　一、饮食养生的概念 …………………………………………………… 25

　　二、饮食养生的内容 …………………………………………………… 25

　第二节　饮食养生的意义与作用 ………………………………………… 26

　　一、预防作用 …………………………………………………………… 26

　　二、滋养作用 …………………………………………………………… 26

　　三、延缓衰老 …………………………………………………………… 27

　　四、治疗作用 …………………………………………………………… 27

　第三节　饮食养生的特点 ………………………………………………… 27

一、天人相应 ………………………………………………… 27

二、调和阴阳,协调脏腑 …………………………………… 28

三、全面膳食与审因用膳相结合 …………………………… 28

第四节　饮食养生的原理 ……………………………………… 29

一、饮食养生是人体健康的基础 …………………………… 29

二、五脏功能正常靠水谷的充养 …………………………… 29

三、饮食营养是气血的生成来源 …………………………… 30

四、饮食养生是形体充盈的保证 …………………………… 31

第五节　饮食养生保健的原则与方法 ………………………… 31

一、饮食养生保健的原则 …………………………………… 31

二、饮食养生保健的方法 …………………………………… 34

第六节　饮食养生的食品种类 ………………………………… 38

一、补气类食物 ……………………………………………… 38

二、补血类食物 ……………………………………………… 38

三、助阳类食物 ……………………………………………… 38

四、滋阴类食物 ……………………………………………… 39

五、行气类食物 ……………………………………………… 39

六、活血类食物 ……………………………………………… 39

七、止血类食物 ……………………………………………… 39

八、驱虫类食物 ……………………………………………… 39

九、消导类食物 ……………………………………………… 39

十、温里类食物 ……………………………………………… 39

十一、收涩类食物 …………………………………………… 40

十二、平肝类食物 …………………………………………… 40

十三、通便类食物 …………………………………………… 40

十四、安神类食物 …………………………………………… 40

十五、健脾和胃类食物 ……………………………………… 40

十六、健脾化湿类食物 ……………………………………… 40

十七、祛风湿类食物 ………………………………………… 40

十八、利尿类食物 …………………………………………… 40

十九、散风寒类食物 ………………………………………… 41

二十、清热泻火类食物 ……………………………………… 41

二十一、清热生津类食物 …………………………………… 41

二十二、清热燥湿类食物 …………………………………… 41

二十三、清热凉血类食物 ……………………………………… 41
二十四、清热解毒类食物 ……………………………………… 41
二十五、清热利咽类食物 ……………………………………… 41
二十六、清热解暑类食物 ……………………………………… 41
二十七、清化热痰类食物 ……………………………………… 42
二十八、温化寒痰类食物 ……………………………………… 42
二十九、止咳平喘类食物 ……………………………………… 42

第七节　中医保健食品 ………………………………………… 42
一、中医保健食品的概念 ……………………………………… 42
二、中医保健食品的分类 ……………………………………… 43

第八节　食物配伍应用与禁忌 ………………………………… 45
一、食物配伍 …………………………………………………… 45
二、饮食应用禁忌 ……………………………………………… 46

第三章　食疗 …………………………………………………… 48
第一节　食疗的概念与作用 …………………………………… 48
一、食疗与食补的概念 ………………………………………… 48
二、食疗的历史 ………………………………………………… 49
三、食疗和食补的优点 ………………………………………… 49
四、食疗和食补的原则 ………………………………………… 50

第二节　不同体质的食疗与养生 ……………………………… 51
一、平和体质食疗养生法 ……………………………………… 51
二、阴虚体质食疗养生法 ……………………………………… 51
三、阳虚体质食疗养生法 ……………………………………… 52
四、气虚体质食疗养生法 ……………………………………… 52
五、温热体质食疗养生法 ……………………………………… 52
六、血瘀体质食疗养生法 ……………………………………… 53
七、痰湿体质食疗养生法 ……………………………………… 53
八、气滞血瘀体质食疗养生法 ………………………………… 53
九、特禀体质食疗饮食法 ……………………………………… 53

第三节　四季食疗和养生 ……………………………………… 54
一、春季养生 …………………………………………………… 54
二、夏季养生 …………………………………………………… 56
三、秋季养生 …………………………………………………… 56
四、冬季养生 …………………………………………………… 57

第四节　食疗和食补的注意事项 ·································· 59

一、食疗和食补的误区 ··································· 59

二、食疗和食补的注意事项 ······························ 60

第五节　茶、酒、粥、汤与养生 ································ 62

一、茶与养生 ··· 62

二、酒与养生 ··· 65

三、粥与养生 ··· 74

四、汤与养生 ··· 77

五、常用保健养生食品 ·································· 80

第四章　养生流派简介 ····································· 90

第一节　道家养生 ·· 90

一、道家养生思想 ····································· 90

二、道家养生的贡献 ··································· 92

第二节　儒家养生 ·· 94

一、儒家养生概述 ····································· 94

二、儒家养生的贡献 ··································· 95

第三节　佛家养生 ·· 98

一、佛家养生思想 ····································· 98

二、佛家养生的贡献 ·································· 100

第五章　名人与养生 ······································ 102

第一节　孔子 ··· 102

一、孔子的"八不食" ·································· 103

二、不时,不食;不过食 ································ 103

三、食不厌精,脍不厌细 ································ 103

四、食不语,寝不言 ··································· 104

五、不撤姜食,不多食 ································· 104

六、饭疏食饮水,曲肱而枕之 ···························· 105

第二节　华佗 ··· 105

一、熟谙药物,医术高超 ································ 105

二、动静相济 ·· 106

三、淡泊名利 ·· 106

第三节　葛洪 ··· 107

一、养生以不伤为本 ··································· 107

二、三清自然意功 ···································· 108

第四节　孙思邈 …………………………………………… 109

一、养生之道在于养性 …………………………………… 109

二、养生四少、十三常 …………………………………… 109

第五节　杨玉环 …………………………………………… 111

一、饮食养颜 ……………………………………………… 112

二、艺术修养 ……………………………………………… 113

第六节　白居易 …………………………………………… 113

一、识茶品茶 ……………………………………………… 112

二、适量饮酒 ……………………………………………… 115

三、杂食养性 ……………………………………………… 115

四、节制饮食 ……………………………………………… 116

第七节　苏东坡 …………………………………………… 117

一、美食家 ………………………………………………… 117

二、东坡菜肴 ……………………………………………… 118

第八节　慈禧太后 ………………………………………… 121

一、饮食养生 ……………………………………………… 121

二、晚年嗜食汤粥 ………………………………………… 124

三、中药调理 ……………………………………………… 125

四、书法与戏曲 …………………………………………… 125

第九节　陆游 ……………………………………………… 126

一、养生有方 ……………………………………………… 126

二、注重饮食禁忌 ………………………………………… 126

三、强调吐纳、导引、按摩 ……………………………… 127

四、喜梳头、勤洗脚 ……………………………………… 127

五、重视情志调摄 ………………………………………… 128

第十节　曾国藩 …………………………………………… 128

一、养心是根本 …………………………………………… 129

二、节欲 …………………………………………………… 129

三、生活有度 ……………………………………………… 129

四、贵在坚持 ……………………………………………… 130

第六章　养生学的现代医学研究 ………………………… 131

第一节　现代医学研究的衰老的原因 …………………… 131

一、环境因素对衰老的影响 ……………………………… 131

二、心理因素 ……………………………………………… 135

三、运动因素 ·· 135

四、疾病与营养因素 ··· 136

第二节　人类衰老问题的有关学说 ···················· 136

一、遗传因素学说 ··· 137

二、体细胞突变学说 ··· 137

三、免疫学说 ·· 137

四、内分泌减退学说 ··· 137

五、自身中毒学说 ··· 138

六、中枢神经功能减退学说 ······································· 138

七、代谢机制说 ··· 139

八、代谢速度说 ··· 139

九、自由基学说 ··· 139

十、生物钟学说 ··· 139

十一、特定器官功能减退说 ······································· 140

十二、性腺萎缩学说 ··· 140

第三节　延缓衰老的现代实验研究 ···················· 140

一、物理学因素对衰老的研究 ···································· 140

二、生物学途径的研究 ·· 141

第四节　几种延缓衰老的设想与方法 ················· 142

一、抑制"衰老激素" ··· 142

二、使用抗氧化剂法 ··· 143

三、保持免疫功能正常 ·· 143

四、置换衰老器官 ··· 143

五、激素调节法 ··· 143

六、降低体温法 ··· 144

七、维持细胞膜的功能良好 ······································· 144

八、维持下丘脑的功能 ·· 145

九、抑制细胞突变法 ··· 145

十、遗传工程法 ··· 145

第一章　中国养生学概述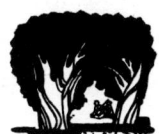

　　"养生"是中国历史文化的独特现象与方法,是中国人独有的文化和方法,是中国古人对生命现象大胆探索和艰辛实践的智慧结晶。养生文化具有独特的东方色彩和民族风格,有显著的文化基因烙印。养生之道源远流长,从上古至春秋战国时期,再到唐、宋、元、明、清,在近7000年的历史过程中不断进行发现、实践、探索、总结和完善,逐渐形成了内容极为丰富的有关疾病的预防、治疗和保健的养生方法和一套体系完整的理论,这些理论和方法已经或正在被现代科技印证,其"天人合一"的整体观、"取象比类"的自然观、"变化发展"的辩证观,无不折射出中华民族的养生智慧和厚重的文化积淀,它们是中国文化的重要组成部分,并已经深深植耕于中华民族的血液。可以说"养生文化"内容博大精深,方法丰富多彩,流派异彩纷呈,在世界文化史上可谓独一无二。

第一节　养生文化概述

一、养生文化是中国文化思维的典型代表

　　中国文化的基本思维方法是在"天人合一"整体观指导下的"象"思维方法,与现代西方自然科学实证主义的思维方法不同,它对研究对象主要回答"是什么",并用一套严密的逻辑推理、演绎、归纳和实验方法来印证其存在和科学性。而中国传统文化发展并没有社会科学和自然科学之分,研究问题以整体观为对象,用取"象"类比的方法,即从整体上观察、研究被研究对象与某种自然之"象"的关系,对研究对象回答的是与什么"象",即"象什么"。中国文化思维特有的"象"思维方式十分科学。中国传统文化有"大道至简"

的方法,就是从整体把握事物的本质进行观察和研究。理解"象"的思维方式有助于理解、学习和借鉴传统文化的精髓,对具体事物的把握。比较"象"思维方式和实证主义思维方式,我们可看到一个有趣的结果,就是"象什么"永远不是"是什么",但它无限接近真理,因此有无穷的魅力和奥妙。同时正因为"象什么"是写意的,且每个人看到的"象"和对"象"的理解有差异,故中国文化有一个十分重要的现象就是"门派"。"门派"文化的出现表明了中国文化的繁荣与变化无穷。

二、养生文化的基本原则与方法

"养生"一词最早见于老子《道德经》五十章:"出生入死。生之徒,十有三;死之徒,十有三;人之生而动,动皆之死地,亦十有三。夫何故?以其生生之厚。盖闻善摄生(养生)者,陆行不遇兕虎,入军不被甲兵;兕无所投其角,虎无所用其爪,兵无所容其刃。"但老子没有讲具体的"摄生"方法,庄子在《养生主》中专门论述了养生及养生的指导思想。养生是在"道"的哲学范畴和指导下进行实践的。其基本思想和原则是:天人相应、顺应自然、形神共养、协调阴阳、节欲保精、畅通经络、协调脏腑、饮食调养、谨慎起居、益气调息、和于术数、动静适宜。其主要养生方法有:精神养生、饮食养生、运动养生、起居养生、环境养生、睡眠养生、房事养生、按摩养生、针灸养生、推拿养生、刮痧养生、脐疗养生、浴身养生、气功养生、药物养生等。

虽然养生流派众多,方法各异,就其基本思想和方法都是在"象"思维(一种最朴素的哲学思维)的基本思想指导下发展和演化来的。在《黄帝内经·上古天真论篇》开篇意明地讲到"养生"时有"上古之人,其知道者,法于阴阳,和于术数,食饮有节,起居有常,不妄作劳,故能形与神俱,而尽终其天年,度百岁乃去"。这段话是"养生"的基本纲领,讲了"养生"的四个层次,第一个层次是"其知道者"。什么是"道"?《周易·系辞》解释是"一阴一阳之谓道","知其道"就要"法于阴阳",就是遵循自然规律,就是"象"自然那样,可见"养生"的基础是遵循、效法和学习自然,是"象"自然那样,这是"养生"的基本纲领。第二个层次是"和于术数"。"和"是指人、自然、社会、身体本身的大平衡与大和谐,而"术数"就是各种具体的"养生"方法和手段,这些方法和手段只有达到"和"的状态,才是"养生",可见在"养生"的指导思想中再次强调"象"自然,因为自然本身就是和谐的状态,世界上没有任何一种事物的和谐状态超过自然,并且指出"养生"方法与手段重在"和"。第三个层次是"食饮有节,起居有常"。"起居有常"显然讲的是符合自然的"日出而作,日落而息"的昼夜规律,而"食饮有节"是吃饭的指导思想,《黄帝内经·脏气法时论篇第二十二》中指出:"五谷为养,五果为助,五畜为益,五菜为充,气味合而服之,以补精益气。"用今天的话讲就是营养素的"全面、平衡和适量",这里需要特别指出"气味合而服之,以补精益气",实际上就是"一方水土养一方人的'和'并注意饮食应以新鲜和当季的食物为主"。第四个层次是"不妄作劳"。理解"不妄作劳"一定要知道什么是"妄"。"妄"就是成天忙于女人,"劳"就是指"房劳"(即性生活过度),因此提出了"节欲保精"的思想。当我们遵循这些"养生"的基本纲领则可"形与神俱,而尽终其天年,度百岁乃去。"

三、养生朴素哲学思维举例

1.饮食养生

饮食养生是人们最容易接受的养生方法之一,早在周朝医生就将其分为四类,即食医、疾医(内科医生)、疡医(外科医生)和兽医。食医就是专门管食疗和食治,即先从食物进行预防和调理,经过近千年的发展,已经形成了完备的体系和方法,从四气五味分类讲,其最原始思维仍是"象"思维,如鸭性凉、滋阴,为什么?是因为鸭生在水中,水属阴、性寒,故鸭性凉,有滋阴的作用,因其性凉,鸭的吃法多以热吃,如烤、爆等,以减少其凉的偏性;鸡属性温,因为今天的鸡是野鸡训化而来,而野鸡是可以飞的,故属阳,阳性食品性温,有补气的作用,因为其本身性温,故作为滋补一般用炖的方法,而不用炒或爆炒的方法,以缓其热性。再如山药,因为有雄性生殖器的象,故认为是温补的食品,因为肾主生殖,故它有补肾的作用。大豆即黄豆,其形状像肾,故大豆有补益肾的作用。酒性热,壮胆辟寒、和血养气、行药势、剂诸看,这些属性与酒的制作相关,无论何种酒均通过将果实粮食蒸煮,加曲发酵,压榨而成,所有的工艺都离不开"热之象",是将原料的热性在加热过程中进一步升华,故有以上之特性。

2.药物养生

药物养生是养生文化的重要组成部分,在疾病预防、治疗和康复方面有独到的效果;因此受到中国社会的普遍认同和使用。如"人参",性温、味甘微苦,大补元气,从"象"思维来看人参喜寒冷,生长在极寒地区,在极寒地区地下能生长的一定是极热之品,在极热之地可生长极冷之物,如海南的水晶。加之人参外形"象"人,按"象"思维的方式一定吸天地之精华,日月之灵气,根据以形补形的朴素观念,人参有补的作用,且是大补,现代用实证主义体系研究也证明了人参具有调节中枢神经系统平衡,提高机体的适应性,对糖代谢有双向调节作用、抗氧化作用和提高免疫力的作用。如"何首乌",性温味甘苦,具有补肝肾、益精血、乌须发、强筋骨的作用,何首乌又名夜交藤,取藤交的"象",在古人看来两藤相交是龙凤呈祥之兆,与生殖有关,肝主血、肾主生殖,肝肾同源,根据其"象"得到其功效。再如在唐代盛行的服外丹达到长生之术,也可用"象"的思维方式去理解,因丹药都是金属和矿石之物,具有不腐不朽之"象",故可永恒长生,因此按"象"的思维方式,通过吃丹药应该长生,当然实践和今天的科学都证明这是错误的,但其根源并非无中生有,而是在"象"思维的指导下进行的。从以上例子说明,"象"思维是中国养生文化的基本思维方式。

四、养生朴素哲学思维方式启示

"象"思维方式是中国古人认识自然、理解自然和改造自然的基本思维方式。今天我们研究古人的思维方式,并不是回归到古人生活的时代,而是借鉴古人的思维去研究今天的问题。"象"思维的根本是"象",核心是"变"。《道德经》指出:"人法地,地法天,天法道,道法自然……道生一,一生二,二生三,三生万物。"因此"象"思维的核心是取自然之象,自然之象的精妙是在"变","变"是自然的基本属性和规律,例如人的年龄"变"会导致养生方法的"变",一年四季的"变"会使补益的方式"变",不同的个体体质会使预防和治疗方法的"变"。今天人们的生活方式、饮食结构与古人发生了天翻地覆的变化,大多数中国人是营养过剩,而非营养不足,四季补益的内容和方法也要"变",其实"变"就是发展,因此"养生"也应随时代的变化而变化,与时俱进,这是中国文化的核心。《易》对中国文化的影响无处不在,《易》含三义,即易简、变易和不易,其核心是"变",这个"变"在中医文化中体现得尤为突出,中医文化之所以难掌握,就在于"变"是永恒的。这与西医以客观指标来进行疾病的判断截然不同,从中国发明的太极图以及《周易》的太极,其核心都强调"变",我们必须认真加以把握。

人的健康与疾病形态由自然因素和社会因素构成,因此医学既非自然科学也非社会科学,是巨大的综合体。今天西方医学也注意了社会科学对疾病和健康的影响,并产生了许多新的学科,如社会医学、循证医学、康复医学、心理医学、全科医学等,这种分科思维方式的优点是直观化、数据化、易学习和好理解;但其弊端显而易见,因为生命不是简单的机械组合,如组成蛋白质的物质基础是 20 种氨基酸,但并非 20 种氨基酸的组合就是生命本身;学科分类的精细、庞杂,会缺乏整体思维,例如合成维生素与天然维生素在吸收、利用和代谢方面有巨大的区别,是因为天然维生素是一个整体而不是单一化合物,在吸收、利用和代谢上存在协同机制而合成化学品是单一化合物。再者实证主义体系注重对物质成分与功用研究,但自然界的物质组成本身是个巨体系,如红花有一万多种成分,由于产地不同、季节不同、品种不同,其成分的种类和含量都会不同,如组成方剂,在煎制的过程中因煎制条件的变化还会发生许多物理和化学变化,因此是个巨系统;那么组成人体的物质与功能关系比红花可能是上亿至十亿倍,同时成分与功能的关系并非机械的组合,因此借鉴中国"象"思维方式,将复杂问题简单化,并且通过与自然"象"的属性研究问题,对物质的功能进行阐述与研究不失为可行的方法。

五、养生学的指导思想

养生学是中华民族优秀文化的一个重要组成部分,在源远流长的中国悠久历史中,在漫长的历史发展过程中,中国人十分重视养生,并在生活实践中积累了丰富的经验,创立了既有系统理论、多种流派、多种方法,又有民族特色的养生学,在发展过程中逐渐与中医治疗学相互渗透、相互影响、相互补充,为我国人民的健康事业和中华民族的繁衍昌盛做出了杰出的贡献。

我国古代医家在长期与疾病做斗争的过程中,认识到在疾病发生之前进行积极的预防是非常重要的,《黄帝内经·素问·四气调神大论》讲:"圣人不治已病治未病,不治已乱治未乱……夫病已成而后药之,乱已成而后治之,譬犹渴而穿井,斗而铸锥,不亦晚乎!"《淮南子》提出:"良医者,常治无病之病,故无病;圣人者,常治无患之患,故无患也。"这种"预防为主"的思想,既是上古医学的经验总结,也是养生学的理论核心,养生学"治未病"的思想,包括"未病先防""已病防变""病后防复"等内容。未病先防就是在疾病发生之前,在养生学理论的指导下,运用相应养生方法,调节人体脏腑的气血阴阳平衡,从而达到预防疾病发生的目的,它包括先天预防和后天预防两方面的内容。未病先防,是养生所追求的最高境界,养生学与治疗学最大的不同在于养生学体现了预防为主的"治未病"的思想。随着科技的发展,社会的进步,人们生活水平的提高,人们对生活的质量必然提出越来越高的要求,在"治未病"的思想指导下,以人的健康为中心的养生学,必将对提高人们的生活质量,维护和促进人类的健康发挥着越来越大的作用。

第二节　养生学的概念、性质和特点

一、养生的概念

健康长寿,是人类的从古至今向往和追求,而实现这一美好愿望的方法就是保养身体,即"养生"。所谓养,是保养、调养、培养、补养、护养之意;所谓生,是生命、生长之意。养生是人类为了自身生存和健康长寿,根据生命发展的客观规律所进行的能够保养身体、减少疾病、增进健康的一切物质活动和精神活动。养生有狭义与广义之分,狭义的养生是指未病先防,尤其强调未病先防中的后天预防,从各方面进行整体调养。广义的养生则是在未病先防的基础上,强调既病防变和病后防复。包括得病后要采取药物和非药物等各种手段和措施以减轻疾病、治愈疾病并防止疾病的加重和传变,而疾病好转和治愈后还要采取各种手段和方法以防止疾病的复发。广义的养生较之狭义的养生更具有积极的意义,其内涵和外延的涉及面更广。

二、养生学的性质

养生学是在中医养生理论的基础上形成和发展起来的一门学科。它是以中医学基本理论为指导,以探索和研究生命的理论以及颐养身心、增强体质、预防疾病的理论和方法为宗旨,进行综合性的养生保健活动,从而达到强身防病,祛病延年益寿之目的的实用性学科。常用的养生方法很多,如精神养生、饮食养生、运动养生、起居养生、环境养生、睡眠养生、房事养生、针灸养生、推拿养生、刮痧养生、浴身养生、气功养生、药物养生等。各种养生方法均以未病先防、既病防变、病后防复三大原则为核心,强调预防为主,寓治于养,以养生为主,兼顾治疗。因此,养生学较之于一般治疗学更具有积极的意义。

《黄帝内经·素问·上古天真论》云:"余闻上古之人,春秋皆度百岁,而动作不衰;今时之人,年半百而动作皆衰者,时世异耶? 人将失之耶? 岐伯对曰:上古之人,其知道者,法于阴阳,和以术数,食饮有节,起居有常,不妄作劳,故能形与神俱,而尽终其天年,度百岁乃去。今时之人不然也,以酒为浆,以妄为常,醉以入房,以欲竭其精,以耗散其真,不知持满,不时御神,务快其心,逆于生乐,起居无节,故半百而衰也。"此文中的"道",是养生之道的意思。借用古今寿命不同的对比方法,说明养生之道对延年益寿的重要性。"上古之人"由于遵循养生的法则,故能度百岁乃去;而"今时之人"违背养生的法则,则半百而衰,以此来说明人寿命的长短,不在于时世之异,而在于人是否善于养生,是否能够把养生之道贯彻到日常生活中去,从而突出了养生对于祛病延年的重要意义。历代养生家、医家和广大劳动人民,由于各自的实践和体会不同,他们的养生之道在静神、动形、固精、调气、针灸、推拿、食养及药饵等方面各有侧重,各有所长,但都达到了异曲同工的养生目的。从学术流派来看,又有道家养生、儒家养生、医家养生、释家养生和武术家养生之分,它们都从不同角度阐述了养生理论和方法,大大丰富了养生学的内容。在实践中,养生家吸收各学派之精华,提出了一系列养生原则,如形神共养、天人相应、顺应自然、协调阴阳、节欲保精、畅通经络、协调脏腑、饮食调养、谨慎起居、益气调息、和于术数、动静适宜等,使养生活动有了一定的理论指导。对提高人民的生活质量、预防疾病、延年益寿起到了非常重要的作用,不仅深受中国人民喜爱,而且远传世界各地,对全人类的保健事业做出了巨大的贡献,并继续推动全人类养生保健事业的发展。

三、养生学的特点

养生学是历代劳动人民智慧的结晶,经过数千年的流传和亿万次实践上升为理论,成为当代生命科学中的实用学科。中国既是一个历史悠久的文明古国,又是一个影响最大的文化大国,养生学以其博大精深的理论和丰富多彩的方法而闻名于世。养生学说的形成和发展与数千年光辉灿烂的传统文化密切相关,因此具有独特的东方色彩和民族风格,其显著的特点就是生存性、传承性和民族性。

通过养生保健我们就可防止疾病的发生,做到未病先防;即使得病后,也可用适当的养生方法,增强体内正气,做到趋邪外出,促进机体早日康复;在病愈之后,正气较虚,养生保健更是必不可少。因此,养生学有非常广泛的应用。随着社会的发展,人类的进步,人们在追求增强生命数量的同时,也对生命的质量提出了更高的要求,人们对养生的重视程度也日益提高。我们应对养生活动进行全面普及,正确引导,提高人民群众养生保健的自觉性,把养生保健运动作为人体生命活动的一个重要组成部分。

第三节　养生保健的目的和意义

一、养生保健的目的

世界卫生组织指出:"健康不仅是没有疾病,而且是身体上、心理上和社会上的完好状态。"并针对全人类的健康问题,提出了"健康新地平线,从理想到现实"。这句话的核心就是要求卫生工作由传统的以疾病为中心转变到以人为中心、以健康为中心、以人类发展为中心上来,其核心观念是维护健康和促进健康。健康包括身体健康、心理健康和社会适应能力良好三个方面,随着"生物—心理—社会"医学模式转变,其关键是从治疗扩大到预防,从生理扩大到心理,从个体扩大到整体,从医院扩大到社会。

养生学虽是中国古代人的思维方式,但与现代医学科学发展有惊人的一致。首先,养生保健活动都是围绕"健康"二字进行的;其次,养生学的基本思想是强身防病,强调正气在预防疾病中的作用,防微杜渐治未病,即在整体观念及辩证思想的指导下去把握生命和健康;第三,养生重视心理因素、社会因素对人体健康的影响,把人类、社会和环境有机地联系在一起,正确地认识人类的生命活动和积极地预防疾病,达到强身防病、益寿延年的目的。因此可以说,养生是古为今用的典范,是中华文明软实力的又一象征。

二、养生保健的意义

在全球范围内,随着工业的不断发展,生态环境的日益恶化,化学合成药品的毒副作用的影响,人类疾病谱发生了极大的变化,"慢性非传染性疾病"日益增多,人们对"未病先防"的认识也越来越深刻。中国的养生学有丰富的养生保健知识和长期被民间继承下来的优良的保健习俗,在历史的长河中被证明十分有效、实用、经济、方便,无论是在国内,还是在国外,养生保健有着非常广阔的发展前景。随着社会的进步,竞争的日益激烈,社会、心理变化对人体健康的影响越来越引起人们的关注,而养生学特别注重社会心理变化对人体的影响,着眼于提高人们的心身健康。《黄帝内经》就指出:"上知天文,下知地理,中知人事,可以长久。"(《素问·著至教论》)其中,天文、地理指自然界对人的影响,人事则是指社会环境对人的影响。据联合国1997年的调查结果显示:人类的平均寿命,非洲大约是45岁左右,欧洲为75岁左右。调查结果还表明:经济和科学文化发达,社会较为安定的国家,人口平均寿命较长,因此社会环境对人的寿命影响十分显著。我国古代一直非常重视心理养生,在一定意义上说,儒家的修身养性就是一种心理养生。宋代张杲在《医说》中说得更明确:"若非宽缓情意,则虽服金丹大药,亦不能已。法当令病者先存想以摄心,抑情意以养性。"《道藏·至言总养篇》也指出:"伪道养形,真道养神。"因此注重心理健康是当今社会所面临的又一重大课题。今天医学模式已从传统的"生物医学模式"向"生物心理社会医学模式"转变,这与中医养生学历来的主张不谋而合。在现代医学模式的影响下,中医养生保健将会更加重视社会、心理对人的影响,并采取积极主动的方法,使人类与自然环境、社会环境处于更加协调的状态,推动人类保健事业向更高的阶段迅速发展;同时,随着人口老龄化的出现,老年养生将越来越受到社会的高度重视。据中国老龄问题全国委员会统计的资料,2012年我国60岁以上的老人已接近2亿,中国已经进入老龄化社会,到2025年时将增长到2.8亿人,约占总人口的20%。老年人是否能够幸福健康地安度晚年,是全世界面临的重大社会问题,中国也不例外。因此,重视研究疾病的防治和养生保健对老年幸福的生活有极大的意义。预防保健对中年人也十分重要,中年人肩负着生活和工作两副担子,其中潜藏着疾病发生的危险。传统医学认为盛极则衰,"四八,筋骨隆盛,肌肉满壮;五八,肾气衰,发堕齿槁"(《黄帝内经·素问·上古天真论》),"年四十而阴气自半也,起居衰矣"(《黄帝内经·素问·阴阳应象大论》),说明中年人应注重预防保健工作,特别是随着中年人社会负担的加重,如何采用适宜的预防保健方法,提高其体质,延缓衰老已是十分紧迫的问题。中年人是社会发展的脊梁,他们的健康与中国的未来息息相关。青年人应懂得预防保健,因为社会的发展,中国的未来要靠青年人完成。梁启超在《少年中国说》说:"少年强则国强,少年独立则国独立,少年自由则国自由,少年进步则国进步,少年胜于欧洲则国胜于欧洲,少年雄于地球则国雄于地球。"因此对青年人更应该加强预防保健教育,让他们从现在做起,避免致病的危险因素,坚持科学的生活方式,使生活更加幸福和美好。可以说,预防保健知识的普及不仅关系到人类的健康,而且与社会的进步息息相关;人的生老病死尽管是不可抗拒的自然规律,但如何适应环境,抵抗疾病,求得健康与长寿,是古往今来的美好愿望,也是预防保健的目的所在。故中国传统医学的预防医学思想的普及可对全民健身促进有积极意义。

我国是社会主义国家,在党和政府对人民身体健康的关注下,在国际社会对中国养生学日益重视的背景下,作为炎黄子孙,我们更应该继承、发扬、光大、传播我们古代伟大的精神遗产,用现代科学研究方法研究中国养生理论和实践。我们相信,只要我们努力,不断钻研,那么中国养生保健知识必将为中国和世界人民的健康长寿做出更大的贡献。

第四节 养生学的基本理论与指导思想

一、基本理论

(一)天人相应

《黄帝内经·灵枢·邪客》讲到:"人与天地相参与,与日月相应也。"《黄帝内经·灵枢·岁露》曰:"人与天地相应也。""相应",是指自然界的运动变化会直接或间接地影响着人体,当人体受自然界的影响时,必然相应地发生生理上的适应或病理上的反应。天人相应就是人与自然相通应。

人生活在大自然中,与自然界具有相通、相应的关系,其具体表现就是四时气候、昼夜晨昏、日月星辰、地理环境、气温、气压、气流、湿度等各种变化都会对人体产生影响,人体亦会对其影响做出不同的反应。在一年四季之中有春湿、夏热、秋凉、冬寒四时气候变化的规律。那么人体就有春生、夏长、秋收、冬藏等相应的适应性变化。人的情志也会随四时的变化而变化。《黄帝内经·素问·四气调神大论》指出:春三月,"以使志生";夏三月,"使志无怒";秋三月,"使志安宁……无外其志";冬三月,"使志若伏若匿,若有私意,若已有得"。因此,我们应遵照自然界生长收藏的变化规律,主动适应四时节气的变化,增强内在脏气的适应能力,取得内外环境的统一。四时与脏腑经络的关系极为密切,《黄帝内经》有"肝旺于春""心旺于夏""脾旺于长夏""肺旺于秋""肾旺于冬"之说。故养生应顺应这一生理特性,如春季养生就要早起散步,活动筋脉,舒畅情志,适应自然界一片盎然生机,以顺肝之生发之气,而不宜懒卧抑情以逆肝之特性。自然界的气候对人体具有两面性,正常者能使人类生长、发育、繁衍不绝,反常者,如气候与节令不相适应,会导致人体阴阳失调,发生疾病。《黄帝内经·素问·金匮真言论》说:"故春善病鼽衄,仲夏善病胸胁,长夏善病洞泄寒中,秋善病风疟,冬善病痹厥。"说明随着季节气候的变化,各个季节都发生与季节气候相关的疾病。由此可见,不仅不同的季节有不同的疾病,即使是同一疾病,亦随着四时气候的变化而有轻重。现代医学认为,有一些慢性宿疾,往往于季节变化和节气交换时发作或加剧。例如,心肌梗死、冠心病、气管炎、肺气肿等常在秋末冬初和气候突变时发作,精神分裂症易在春秋季发作,青光眼好发于冬季等,这就要求我们根据一年中阴阳进退变化的规律,进行有针对性的保健护养。

在自然界里一日之内都存在昼夜阴阳消长进退的规律,人的新陈代谢也会发生相应的改变。《黄帝内经·灵枢·顺气一日分为四时》说:"以一日分为四时,朝则为春,日中为夏,日入为秋,夜半为冬。"因此一日的变化对人体仍有一定的影响。故《黄帝内经·素问·生气通天论》指出:"故阳气者,一日而主外,平旦人气生,日中而阳气隆,日西而阳气已虚,气门乃闭。"说明人体阳气白天多趋向于表,夜晚多趋向于里。由于人体阳气有昼夜的周期变化,所以对人体疾病也产生一定影响,一般是白天病情较轻,夜晚较重。现代研究的有关资料说明:在已研究过的人体 100 多种节律,多数在白天处于高潮,夜晚处于低潮。如对人体有促进作用的肾上腺皮质激素,在早晨开始升高,起床后不久达到高潮。此时人体精力旺盛,抗病力强。傍晚肾上腺皮质激素开始减少,人体此时抗病力减弱;因此人们应利用阳气的日节律,安排好工作、学习,发挥人类的智慧和潜能,以求达到最佳的效果。

我国幅员辽阔,地理环境地区气候的差异很大,在一定程度上也影响着人体的生理活动。《黄帝内经·素问·五常政大论》中:"天不足西北,左寒而右凉;地不满东南,右热而左温,其故何也?"岐伯曰:"……是以地有高下,气有温凉,高者其气寒,下者其气热,故适寒凉者胀,适温热者疮。""阴精所奉其人寿,阳精所降其人夭。""一洲之气,生化寿夭不同,其故何也?"岐伯曰:"高下之理,地势使然也。崇高则阴气治之,污下则阳气治之。……高者其气寿,下者其气夭。"《黄帝内经·素问·异法方异论》进一步说:"东方之域,天地之所始生也,鱼盐之地,海滨傍水,其民食鱼而嗜咸,皆安其处,美其食。鱼者使人热中,盐者胜血,故其民皆黑色疏理,其病皆为痈疡,其治皆宜砭石。""西方者,金玉之域,沙石之处,天地之所收引也。其民凌居而多风,水土刚强,其民不衣而褐荐,其民华食而脂肥,故邪不能伤其形体。其病生于内,其治宜毒药。""北方者,天地所闭藏之域也,其地高陵居、风寒冰冽。其民乐野处而乳食、脏寒生满病,其治宜灸蟎。""南方者,天地所长养阳之所盛处也,其地下,水土弱,雾露之所聚也。其民嗜酸而食胕,故其民皆致理而赤色,其病挛痹,其治宜微针。""中央者,其地平以湿,天地所以生万物也众。其民食杂而不劳,故其病多痿厥寒热,其治宜导引按跷。"在这里,说明五方各地的地形、气候、水文等自然环境条件不同,居民生活习惯各异,由此决定其体质状况和疾病情况。因此,要根据具体情况,做出不同的处理。

寒温适中的温度与人体健康长寿有着密切的关系,《黄帝内经·灵枢·师传篇》指出:"食饮衣服,亦欲适寒温,寒无凄怆,暑无出汗。食饮者,热无灼灼,寒无沧沧。寒温中适,故气将持,乃不致邪僻也。"湿度对人体有直接的影响。一般来说,人体适宜的湿度是 40% ~60%,最适宜的气温是 18 ~20℃,这种情况下尤使人感到舒服。世界上长寿老人多的国家和地区的气温都比较适中,平均气温在 20℃ 左右,而且变化幅度较小。如果环境温度过高或过低,超越了人体所能调节的能力范围,轻则生理功能紊乱,重则发生病变。如炎热的夏季之高气温可使人体体温调节发生障碍,出现头晕、胸闷、口渴、大汗、恶心等"中暑"症状。严寒的冬季之低气温容易诱发冠心病、高血压、老年慢性支气管炎、支气管哮喘、肺气肿、关节炎、青光眼等病发作,特别是寒流到来,气温突然降低时更易发病或使病情恶化。春季是由冬季风向夏季风转换过渡的季节,冷暖空气交替频繁出现,气温忽高忽低,这往往降低了人们上呼吸道的抗病能力,故容易引起感冒、咳嗽等上呼吸道疾病的发作。所以为了保持健康,除采取一些增强体质、养生防病措施外,还应注意"虚邪贼风,避之有时",还要采取相应措施改变居室或工作室的小环境,以保持较为适中的气温。

气压与人体健康的关系密切。气压超低,空气的密度越小,人所吸入空气的含氧量就越少。所以在低气压的情况下,人就会感到胸闷、气短。现代医学认为,当氧分压降低,在山区或低气压地区,氧分压从212mbar(毫巴,海平面)降到167mbar(2000m高度)时,血中的氧饱和度就会从96%(海平面)下降到85%(3000m高度),紫外线辐射增加30%。

人体在1500m以上时,机体会发生以下改变:肺通气量增加、心率和脉率增加、血细胞成分发生改变(如血红蛋白增加)、温度调节效果增高、血中纤维蛋白质增加、末梢血液循环增快、胃酸产生减少、对药物抵抗力降低。

在养生时应顺应自然,四时气候、昼夜晨昏、日月星辰、地理环境等各种变化对人的生命活动都要产生影响,因此,人的生活起居及思想活动都应顺应自然规律。要善于利用自然界的各种条件为自己的养生服务,以达到防病强身,益寿延年的目的。顺应自然包括两方面的内容:一是遵循自然界正常的变化规律,二是慎防异常自然变化的影响。《黄帝内经·灵枢·本神》指出:"智者之养生,必顺四时而适寒暑,和喜怒而安居处,节阴阳调刚柔,如是则避邪不至,长生久视。"《黄帝内经·素问·四时调神大论》指出:"阴阳四时者,万物之终始也,死生之本也,逆之则灾害生,从之则苛疾不起。"这说明顺应四时气候的变化规律,是养生保健的重要原则。应当特别指出,顺应自然规律,并非要被动地适应,而应采取积极主动的态度,并且要掌握自然变化的规律,以其防御外邪的侵袭。养生学天人相应的观点强调了人应适应自然,但在适应自然的过程中,尤要发挥人的主观能动作用。

(二)形神合一

"形"是指人的整个形体结构而言,包括五脏六腑、经络、四肢百骸等组织结构和气血津液等基本营养物质,是物质基础;"神",是指情态、意识、思维为特点的心理活动现象,以及生命活动的全部外在表现,是功能作用。形和神是一对既对立又统一的概念,二者的辩证关系是相互依存、相互影响,密不可分的一个整体,神本于形而生,依附于形而存在,形为神之基,神为形之主。

精、气、神是人体三宝,养生的精髓就在于调养这三种人体生命活动的基本物质。精为生命的本源物质,气为生命活动之动力,神则是生命活动的外在表现。"得神则昌,失神则亡""太上养神,其次养形",历代养生家都十分重视养神。《黄帝内经·灵枢·本神篇》说:"生之来谓之精,两精相搏谓之神。"神是精的产物,精是神的物质基础,精足则神强,精盛则神旺。若是精伤则神失所养而无所舍,精衰则神惫,精绝则神灭。气能生神,无气则神无以生,人的生命活动和精神功能是以气为物质基础的,气聚则神生,气充则神强,气调则神明;气虚则神衰、气逆则神乱,气散则神灭。故只有精充、气足、神旺,才可能健康长寿。

1. 养神的方法

养生学中历来强调养神的重要作用,认为练身调形首先应涵养精神,主要方法有:清静养神、适度用神、节欲守神和怡情畅神等一些方法。

(1)清静养神 调心、养神、守精是养生的基本原则,心静神安,精气逐渐充盛,形体健壮,真气内从,邪不可侵;心神躁动不安,精气日益耗损,使形气早衰。《黄帝内经·素问·上古天真论》提出:"恬淡虚无,真气从之,精神内守,病安从来?"这说明只有思想保持内心清静安宁,不贪求妄想,才能使精神健旺,从而预防疾病发生。对现代人来讲,清静养神还要淡漠对名利的追逐,不要"争名于朝,争利于市"。在物质生活方面,人当知足常乐,不能奢求无度,胡思乱想,永不满足。总之,清静养神就应做到:清心寡欲、薄名利、禁声色、廉货财、损滋味、除佞妄、去妒忌。

(2)适度用神 静养不是只静不动,而是适度用神,养神则是为用,养与用是一长一消的关系。只有积养为用,用中有养,方可生生不息,生机勃勃。唐代大医学家孙思邈,一生勤奋,百岁高龄,仍孜孜不倦,思维敏捷,给我们留下了医学巨著《千金要方》《千金备急方》等著作。由此可见,神不可不用,也不可劳神太过。劳神太过则可伤精耗气,损害身体,故贵在适度,劳而有度,不要太过或不及,使心神始终处于和调状态,才有利健康。

(3)节欲守神 节欲就是节制自己对一切物质生活的享受和精神生活不过度追求。就狭义而言节欲主要是指节制性欲,葛洪的《抱朴子·内篇》认为:"人复不可都绝阴阳,阴阳不交,则坐致壅遏之病,故幽闭怨旷,多病而不寿。任情肆意,又损年命。唯有得其节宣之和可以不损。"正常的性生活,对身体无害,而且还可调节情感,使心情愉快,调动生活和工作的积极因素,有利于生活保健,尤其有利于心理健康。但若不加节欲,纵欲无度,耗伤精血,使脑海空虚,元神失养,则损害健康。历代养生家十分重视节欲保精,认为节欲保精是人长寿的根本方法。张景岳认为:"善养生者,必保其精。精盈则气盛,气盛则神全,神全则身健,身健则病少,神气坚强,老而益壮,皆本乎精也。"因此,只有做到节欲守神,才可使精髓充盛,达到祛病延年健康长寿的目的。

(4)顺时调神 顺时调神就是指人们的起居作息要顺应气候变化,并且要按照春夏秋冬的四季变化来安排生活,从精神上与自然界的变化相适应。如春属木,与肝相应,肝主疏泄,在志为怒,恶抑郁而喜调达:故春季养生,既要力戒暴怒,更忌情怀忧郁,要做到心胸开阔,乐观愉快,使人的情感随着春天的生发之机而生发。夏属火,与心相应,夏天,大地生机盎然,万物茂盛,人的情感也应随着盛夏而精神饱满,精力充沛,处于向上向外的趋势,应"使志勿怒",因此夏日人的情感应以静为宜,不急躁,以免助炎热之邪。秋内应于肺,肺在志为忧,悲忧易伤肺。冬天气候渐转干燥,日照减少,气温渐降,草枯叶落,花木凋零,常让人有凄凉、垂慕之感,产生忧郁烦躁等情绪变化,调神时应"使志安宁",以不受肃杀之气影响,精神内守,不躁不急,收敛神气,与秋天保持平和。冬属水,与肾相应,冬天寒风凛冽,万物蛰伏,为保证冬令阴气伏藏的正常生理不受干扰,人的情感也应伏藏于内,不可显露于外,以求得精神安静。

(5)怡情畅神 怡情畅神就是保持心情舒畅,不管在生活工作中遇到什么困难,悲愤和激动之事,都能保持稳定的精神状态。《千金要方》指出:"性既自善,内外百病皆悉不生,祸乱灾害亦无由作,此养性之大经也!"因此应不断加强意识修养,锻炼良好的性格及道德情操,在困难面前,要始终做到心安不惧、神静不烦,乐观向上。保持心情舒畅,还要提倡积极向上的生活情趣,使生活丰富多彩,使心境充满幸福,保持常乐状态。清代著名画家高桐轩的"十乐",即耕耘之乐、扫帚之乐、教子之乐、知足之乐、安居之恬、畅谈之乐、漫步之乐、淋浴之乐、高卧之乐、曝背之乐,对我们是有益的启示。

2. 养形的方法

精神的调养固然重要,但养形也不可忽视,否则"其形既败其命可知"。"善养生者,可不先养此形为神明之宅?善治病者,可不先养此形以为兴复之基乎?"养形的方法有:慎起居,适劳逸,顺寒暑,食饮有节,导引等。

(1)起居有常。《黄帝内经》说"起居有常"是指生活起居有规律是人健康长寿的重要因素。起居有常指起卧作息和日常生活的各个方面有一定的规律并合乎自然界和人体的生理常度,从而使生理功能的变化与自然界的阴阳寒暑变化保持一致。人生活在自然界中,与自然界息息相通,四时的阴阳变化,寒暑的交替规律直接影响着人的阴阳气血的变化和脏腑组织的生理功能,只有随着四时的变化而调整起居以顺应之,才能健康长寿。现代医学认为有规律的作息制度可以在大脑神经中枢建立各种条件反射,并使其不断巩固,形成稳定的良好的生活习惯。这一系列条件反射,又能促进人体生理活动有规律的健康发展,人们必须根据自然界阴阳消长的变化规律来安排自己的日常活动。

(2)饮食调养。《黄帝内经·素问·阴阳应象大论》说:"形不足者,温之以气;精不足者,补之以味。"饮食调养的目的在于通过合理而适度的补充营养,促使气血充足,脏腑功能旺盛,并通过饮食调配,纠正脏腑阴阳之偏颇,从而增进机体健康,抗衰延寿。因此食物对人体的滋养作用是身体健康的重要保证。中医认为精生于先天而养于后天,精藏于肾而养于五脏。水谷之精气足则肾气盛,肾气盛则形健神旺,此乃益寿抗衰的关键。历代养生家十分重视利用饮食调养来达到御养形体,防老抗衰,益寿延年的目的,提出了"谨和五味"。现代营养学也指出合理配膳,全面营养;定量定时,注意卫生。

(3)顺应四时。顺应四时就是顺应四时变化来调节自己的精神起居,使之与自然界协调一致。春天阳气上升,气候变暖,应早睡早起。舒展形体,不应急忙去做剧烈运动,还应克服倦懒思眠的状态,以助阳气之升发。夏天,气候炎热,昼长夜短,可以晚睡早起,多做户外活动,不要贪凉,以免毛孔闭塞,郁热中暑。应该让人体阳气与外界阳气息息相通,否则火郁伤心。特别是午饭后,需安排午睡,一则避炎热之势,二则可保存精力。因暑季汗多,湿热交蒸,应勤洗勤晾,使身体清洁卫生,穿衣以宽大色浅为佳。夏天运动锻炼,最好在清晨或傍晚较凉爽时进行,锻炼项目可以以散步、慢跑、太极拳、气功等为佳,不宜做过分剧烈的运动,以防大汗淋漓,损伤阳气。秋天宜"早卧早起,与鸡俱兴"。同时为避免秋燥,室内空气应保持一定湿度,适当补充体液,避免汗液外泄。秋天,天高气爽,是开展各种运动锻炼的好时期,可根据个人具体情况选择不同的锻炼项目,尤应以静功为主,如太极拳、八段锦等,也可适当增加一些耐寒的锻炼,以逐渐适应冬季寒冷气候。冬季身心保健则应以静为主,避寒就温,固阳护阴。宜"早卧晚起,必待日光",以保证充足的睡眠时间,以利阳气潜藏,阴精积蓄。冬三月宜节制房事闭守精气,以适应冬天气候变化的需要。冬天虽寒,但也要坚持自身锻炼,锻炼应根据自己的体质情况来选择锻炼方法。如:打拳、滑雪、溜冰、长跑等。

(4)劳逸适度。劳逸适度说明在生活中,必须有劳有逸,孙思邈《备急千金要方·道林养性》说:"养生之道,常欲小劳,但莫疲及强所不能堪耳。"一般而言,劳有劳力、劳心、房劳三种,这三种"劳"均与人体的健康有着密切的关系。劳动可使人健康长寿,对广西巴马县50例长寿老人的调查表明,常年坚持体力劳动确实是长寿的一个重要因素。现代科学观察和研究表明,适度的体力劳动可促使心肌收缩加强,增加血液供给,改善血液循环;可提高老年人肺活量,使血液含氧量增加;能使胃肠道分泌和蠕动加强,从而促进食欲;能改善神经系统功能及体力劳动所致的轻度疲劳,解除神经紧张,有助睡眠;可保持肌肉、关节的正常幅度,提高其灵活性;还可促进整个机体新陈代谢的能力,推迟各器官的衰老。需要注意的是体力劳动应当适度,尤其是老年人,要做到量力而行,劳作有度。对于脑力劳动来讲,适度的脑力劳动可使输入大脑的血液和氧气充足,促进脑细胞的发育,活力增强,脑力衰老的速度就减慢。这里需要强调的是不能过度用脑,若大脑处于紧张和疲劳状态,也会对身体有害。当出现思维迟钝,头晕、脑涨、头痛时,说明大脑兴奋能力已超过了限度,如果长期如此,就可能导致神经衰弱。因此,我们必须科学地、合理地用脑。适度的性生活不单是满足生理需求,同时也是精神、心理需求,适度的性生活,可使机体的生理调节功能处于最佳状态,因而食欲旺盛,睡眠香甜,思维敏捷,精力充沛,身体健康。但性生活过度,则肾精亏耗,元神扰乱,必使早衰折寿,或致五劳七伤之证。现代医学认为,精液中含有大量的前列腺素、蛋白质、锌等重要物质,过频的房事生活会丢失大量与性命有关的重要元素,促使身体多种器官、系统发生病理变化而加速衰老,因此,必须做到房事有节,既不能禁欲,也不能纵欲。

(5)安于居处。养生,应有一个有利于健康的外部环境。"安于居处"有两层含义,其一是强调了好的自然地理环境对人的健康和长寿具有重要意义,其二则是要求人们发挥主观能动性,利用人类的智慧来认识自然、改造自然,创造一个有利于养生长寿的优美环境。现代科学认为,地理环境与人类健康长寿有着密切的关系,因此,养生应选择好的环境居住。一般而言,好的居住环境应是空气清新、阳光充足、水源清洁、土壤肥沃、山川秀丽,同时,还应注意居室的美化,因为优美舒适的居室对人的心理、生理都有良好的影响。

(6)动静结合。《吕氏春秋》说:"流水不腐,户枢不蠹。"《医学入门》指出:"终日屹屹端坐,最是生死,人徒知久行久立之伤人,而不知久卧久坐之尤伤人也。"可见,古代养生学家十分重视运动对于生命的重要意义,现代医学认为运动可使人全身气血流通,经脉通畅,脏腑功能活动正常,从而有益于健康长寿。古代养生学家,强调动静结合,其中"静"是指养神而言,其实质是以静"神"来养"形",使精神安藏于内,形体安居于外,大量事实证明,运动的爱好者往往比较长寿;但过量的运动则不利于长寿,如很多职业运动员并不是长寿之人。因此,只有动静结合,才能得享天年。

3. 形神皆养

历代医家都非常重视形神皆养。形神皆养是指在养生时不仅要注意精神的摄养,还要注意形体的保养,二者相辅相成,相得益彰,从而身体和精神都得到均衡统一的发展。形神皆养是中医养生学推崇的一种最高养生方法,《黄帝内经·素问·上古天真论》曰:"故能形与神俱,而尽终其天年,度百岁乃去。"因此养生必须注意形神皆养,只有这样,才能保证生命的健康与长寿。现代医学研究认为,在生理上人的精神活动对内脏器官的功能起着主宰作用,故精神活动正常,亦是人的内脏功能及其有关的功能活动维持正常的因素之一。由精神失控引起的不良情绪,可以使人体功能紊乱,并产生各种心理疾病,反之,若人体的脏器功能发生病变,也能引起明显的情绪改变。因此形神皆养是养生中最重要、最基本的理念和基础。

二、指导思想

(一)正气为本

机体的正气虚衰是疾病发生和衰老的根本原因,因此保养正气,是养生的基本任务。对保养正气,陈直的《寿亲养老新书》指出:"一者少言语,养内气;二者戒色欲,养精气;三者薄滋味,养血气;四者吞津液,养脏气;五者莫嗔怒,养肝气;六者美饮食,养胃气;七者少思虑,养心气……"只有人体正气得养,才能精力充沛,健康长寿。

人体正气是抵御外邪,防病健身和促进机体康复最根本的要素,《黄帝内经·素问·遗篇刺法论》说:"正气存内,邪不可干。"在《黄帝内经·素问·评热病论》又说:"邪之所凑,其气必虚。"《黄帝内经·灵枢·百病始生篇》又进一步指出:"风雨寒热,不得虚邪,不能独伤人。猝然逢疾风暴雨而不病者,盖无虚,故邪不能独伤人。此必因虚邪之风,与其身形,两虚相得乃客其形。"这些论述,从正反两方面指出正气充盛,外邪就无从侵入,疾病也就无从发生,邪气只有在正气虚弱情况下,才能乘虚侵袭人体而致病。由此可见,"正气",实际上就是维护人体健康的脏腑生理功能的动力和抵抗病邪的抗病能力,它包括了人体卫外功能、免疫功能、调节功能以及各种代偿功能等。保养正气,就是保养精、气、神。精、气、神是人体生命活动的三大要素,有人身"三宝"之称。故《黄帝内经·灵枢·本脏》说:"人之血气精神者,所以奉生而周于性命者也。"《寿亲养老新书》中说:"主身者神,养神者精,益精者气,资气者食。"这清楚地说明了精气神三者相互间的关系,并说明了精气神要靠后天保养,才能源源不断地滋生。《医宗必读·脾为后天之本论》说:"故善为医者,必责其本,而本有先天后天之辨。先天之本在肾,肾应北方之水,水为天一之源。后天之本在脾,脾应中宫之土,土为万物之母。"要想保养人体正气,保养脾肾至关重要。

现代科学实验证明,调理脾胃,能有效地提高机体免疫功能,可对整个机体状态加以调整,防衰抗老。因此,脾胃是生命之本,健康之本,历代医家和养生家都一致重视脾胃的护养,故在日常生活中不仅要注意营养,而且还要善于调养脾胃,通过饮食调节、药物调养、精神调摄、针灸按摩、气功调养,起居劳逸等,都可达到健运脾胃、调养后天、延年益寿的目的。

调养脾胃,在于增强运化,滋生元气,这是防衰老的重要途径。《本草衍义总论》讲:"夫善养生者养内,不善养者养外。养外者实外,以充快、悦泽、贪欲、姿情为务,殊不知外实则内虚也。善养者养内,使脏腑安和,三焦各守其位,饮食常适其宜。"故养正气是养生之根本。

1. 预防为主

我国两千多年前就已有了明确的"预防为主"的思想,《黄帝内经·素问·四气调神大论》说:"是故圣人不治已病治未病,不治已乱治未乱,此之谓也。病已,乱已成而后治之,譬犹渴而穿井,斗而铸锥,不亦晚乎。"《丹溪心法·不治已病治未病》中提出:"与其救疗于有疾之后,不若摄养于无疾之先。"《淮南子》提出:"良医者常治无病之病,故无病;圣人者常治无患之患,故无患也。"预防的思想为历代养生学家所高度重视,在我国整个医学领域起一定的指导作用。它在我国古代不仅是一种理想,而且我国人民早就在生活、生产实践中采取了一些预防措施。如从殷墟出土的远在三千多年前的甲骨文中已有许多病名、症候以及除虫、洗澡、洗脸等记载。《金匮要略》首篇亦强调了未病先防。

2. 超前与能动原则

预防为主的思想有两层含义,一是未病先防,二是早治防变和愈后防复。这里有两个基本原则,即超前原则和能动原则:超前原则体现在未病先防,历来的养生家比一般医生高明之处就是"防微杜渐",早发现不健康因素,提前采取相应的有效的养生保健措施,防患于未然,治病于未萌。因此,养生保健几乎对每个人都是不可少的,可受益终身的,而且越早越好。而能动原则就是要激起养生保健的自觉能动性,坚持自身的保健,并带动他人。养生保健实际上是社会文明的一个重要标志。医生、医学科普工作者,健康教育工作者,责无旁贷地要宣传养生保健,学校生理卫生、体育课也应侧重保健宣传。启发人们的养生保健意识,并使之变为持之以恒的实际行为。疾病可以早发现,早防御,关键在于发挥人的主观能动性,日久成习惯,习惯成自然。因此人的能动原则十分重要。

3. 整体观念

中医学的整体观是中国医学理论体系的基本特点之一,它强调人体本身的统一性、完整性及其与自然界、社会的相互关系,这种整体观,对养生保健及学术的发展起着重要的作用。人体自身是统一的有机整体,某一局部的病变可能会影响或牵动全局。脏与脏,腑与腑,脏与腑,脏腑与经络等,均互有联系和生克制化的作用,这是指导养生保健的重要准则。既然治病不可"头痛医头,足痛医足",因此,在养生保健方面也要有整体思想,不可偏离。

关于人与自然界的统一性方面,《黄帝内经·灵枢》指出:"人与天地相参也,与日月相应也。"就是说,人生活于天地之间,是自然的一部分,必然受自然规律的制约。各地区、各个民族都在自己所生活的自然环境中形成了一些适合于保健的方法,积累了各具特色的养生经验。如几千年一直被人们所遵循的养生思想有春夏宜养阳,因为春夏时自然之阳气升发,人体此时与之相应,一方面保养体内阳气,一方面避免那些耗伤阳气的因素。而秋冬则宜养阴,因此时太阴之气收,少阴之气藏,总体上是阴盛于外而虚于内,故养生者宜于此时进枸杞、麦冬、六味地黄丸等补品。另外,人体的生物节律随时间的推移而在不断地变化,就是一日之内,人体的生理变化,甚至情志都有明显的不同。总之,日月星辰的变化与人体也息息相关。如太阳黑子的活动与地球人的高血压、脑血管意外病的发生有关,慢性病患者易于夜间死亡。月亮对人体的影响尤为显著,现代科学研究表明,人体内所含的水占70%左右。由于月球对地球引力的作用,使海洋发生潮汐现象。月球引力对人体体液产生影响,这种影响被称为生物潮。当满月时,人的头部、胸部电位差较大,人的气血也旺盛,内分泌功能健旺,容易激动,故此时易发生"月疯狂"病症,精神病人、癫痫、出血病人往往病情加重。因此,大自然会对人体健康和疾病产生直接与间接的影响,故人与大自然、与宇宙是相感应的。

就人与社会的统一性而言,人不仅是自然的一部分,而且是社会的一部分,不仅有自然属性,更重要的还有社会属性。人体和自然环境是辩证的统一,人体和社会环境也是辩证的统一。社会环境不仅提供人们所需要的物质生活资料,满足人们的生理需要,而且还形成和制约着人的心理活动,影响着人们生理和心理上的动态平衡。社会的各种因素都可以通过情绪的中介和机体功能的失调引起疾病。目前危害人类生命的疾病谱发生了变化,心血管病、脑血管病、癌症和意外死亡(车祸、自杀等)占全年死亡人数的80%以上。这些死亡原因多与社会因素、心理因素密切相关。可见,防病保健并非单纯医学本身的问题,而是需要作社会学的基本理论和研究方法,结合医学全面认识疾病,防治疾病,才能从根本上提高人类的健康水平。

4. 审因施养

审因施养就是因人制宜、因时制宜、因地制宜。因人制宜就是根据不同年龄、性别、体质、生活习惯等不同人的特点,有针对性地选择相应的摄生保健方法,即因人而异选择养生和保健方法。因人制宜就是辨证,因为引起疾病的原因和症状十分复杂,同一种疾病在具体病人身上则不一定症状相同,即使症状相同,由于病人的体质、年龄等的不同,所使用的养生保健方法也不一样,要体现出"同病异养","异病同养"的辨证思想,在应用因病制宜的原则时,应注意辨证和辨病。辨证是决定养生的前提和依据,养生则是辨证的结果,以确立具体的养生方法。只有根据临床辨证的结果,同时结合辨病,制定适宜的养生原则,更好地指导患者进行养生,以促使患者早日康复。

因时制宜就是注意四季养生的不同方法,《黄帝内经·素问·四气调神大论》中指出:"春三月,此为发陈,天地俱生,万物以荣,夜卧早起,广步于庭,被发缓形,以使志生……此春气之应,养生之道也。"春季大地充满欣欣向荣的生气,人在一冬中蛰居室内,生机不畅。因此春天来了,应该晚睡早起,多去户外活动,放宽衣带,放松肢体,呼吸新鲜空气,使心情舒展豁达,增强身体的活力,以适应春日的富有生机的特点。"夏三月,此为蕃秀,天地气交,万物华实,夜卧早起,勿厌于曰,使志勿怒,使华英成秀,使气得泄,若所爱在外。此夏气之应,养长之道也。"夏天要精神愉快,情志平和,不要性躁、激动,引起火旺。夏天虽然炎热,但要适当地晒点太阳,以适应自然界隆盛的阳气,有助于体内阳气向外宣泄。"秋三月,此为容平,天气以急,地气以明,早卧早起,与鸡俱兴,使志安宁,以缓秋刑,收敛神气,使秋气平。无外其志,使肺气清,此秋气之应,养收之道也。"秋天一片萧条景象,人的情绪比较容易伤感、悲愁,这样势必影响人的健康。这时必须注意做到情绪安逸、宁静,使神气收敛,以适应秋天气候的特点。"冬三月,此为闭藏,水冰地坼,勿扰乎阳,早卧晚起,必待日光,使志若伏若匿,若有私意,若已所得,去寒就温。无泄皮肤,使气亟夺,此冬气之应,养藏之道也。"冬天的情绪应当含蓄一些,不要过分激动和外露,防止阳气外泄。要注意多晒太阳和保暖,以增加和保存自己的阳气,来适应外界隆冬肃杀的气候。

孙思邈《千金要方》指出:春季应省酸增甘,以养脾气。酸入肝,甘入脾,少吃酸味的食物可以减少对过旺肝气的助长作用,而增加甘味食物摄入量,则可以补益脾胃。如大枣、山药、扁豆、蜂蜜、饴糖、粳米、糯米、小麦等。此外,食物清淡可口,少油腻生冷之物。夏季饮食养生的一个重要方面就是增加有清热解暑、利尿除湿作用的食物,如西瓜、甜瓜、苦瓜、绿豆汤、酸梅汤、百合汤、冬瓜汤、薏苡仁粥等,尤为注意的是夏季要多喝水,这是因为夏季汗液增多,而汗为心液,过多的流汗可导致心阴及体内阴液亏虚,还可食一些莲子汤、绿茶等养阴清热之品。在夏季适当吃一些辛香或酸甜食品也能达到开胃、增强食欲的目的。秋季饮食重在养阴润燥,养护脾胃。《饮膳正要》指出:"秋气燥,宜食麻以润其燥。"初秋时,可选用百合、萝卜、甘蔗、荸荠、梨、藕、苹果、猕猴桃、鸭子、小麦等食品,以防温燥;秋分之后可选用滋阴养血的润燥之品,如牛奶、黑芝麻、核桃、银耳、蜂蜜、枸杞子、何首乌粉、桑葚子、燕窝、乌骨鸡等,同时应"少辛增酸",其目的在于辅助肝气疏泄通畅并可平抑过旺的肺气,所以在秋季应少食用葱、姜、蒜、薤、韭菜、辣椒等辛辣助热之品,适当多吃一些带有酸味的水果、蔬菜及调味品。冬季饮食重在滋阴保阳,固护元阳。冬季是一年之中最寒冷的季节,能驱寒暖身、抵御风寒侵袭的食物成了冬季的最佳首选。具有温里散寒作用的食物有干姜、花椒、辣椒、茴香、羊肉、狗肉、鹿肉、母鸡及各种酒类等。具有滋阴、益精、养血的食物有甲鱼、海参、乌骨鸡、燕窝、牛奶、猪肝、鸭肉、鹅肉、黑木耳、黑芝麻、核桃、枸杞子、桑葚子、何首乌粉等。需要注意的是:冬季进补应根据个人的体质进行,切忌盲目进补。

因地制宜就是根据人所处的地理环境如地理位置、经纬高低、气候、阳光、空气、土壤等具体情况选择养生方法。《黄帝内经·素问·阴阳应象大论》指出:"治不法天之纪,不用地之理,则灾害至矣。"因此只有知道天时、地利,才能做到人和。我国幅员辽阔,各地的地理环境、气候条件相差很大。《黄帝内经·素问·异法方宜论》云:"东方之域,天地之所始生也,鱼盐之地,海滨傍水。其民食鱼而嗜咸,皆安其处,美其食。鱼者使人热中,盐者胜血,故其民皆黑色疏理,其病皆为痈、疡。""西方者,金玉之域。沙石之处,天地之所收引也。其民陵居而多风。水土刚强,其民不衣而褐荐,其民华食而脂肥,故邪不能伤其体,其病生于内。""北方者,天地所闭藏之域也,其地高睦居,风寒冰冽,其民乐野处而乳食,脏寒,生满病。""南方者,天地所长养,阳之所盛处也。其地下,水土弱,雾露之所聚也。其民嗜酸而嗜胕,故民皆致理而赤色,其病挛痹。""中央者,其地平以湿,天地所以生万物也众,其民食杂而不劳,故其病多痿厥寒热。"说明由于东、西、南、北、中五方地域不同,地理环境、饮食嗜好、气候物产各异,人们所患的疾病也各不相同。因此深入认识地域环境与体质、不同的地域环境与疾病、不同地域环境等关系对养生有积极指导意义。现代医学研究证实,地域环境对人体健康的影响,除了上述气候、环境、风俗习惯等因素外,还有当地环境因素,各种微量元素、水源、空气与饮水的污染、植被破坏等。因此,正确认识、研究不同的地域环境、气候条件与人体体质的关系,认识不同地域环境的饮食特点,了解环境与饮食和健康的关系,才能正确地选择养生方法,才能做到延年益寿。

5. 清静养神

养生学中的神既指人的精神意识思维活动,又包括了复杂的生命形象,神对形体的作用,主要体现在两个方面,一是神能协调脏腑、气血、阴阳的变化,维持人体内环境的平衡,二是神能调节脏腑等组织使之主动适应自然界的变化,缓冲由外部因素引起的情志刺激,从而维持人体与外环境的平衡,因此要养神。《黄帝内经·素问·痹论》指出:"静则神藏,躁则消之。"静则自虑不思,神不过用,有助于神气的潜藏内守。反之,神气的过用,躁动往往容易耗伤,会使身体健康受到影响。所以,《黄帝内经·素问·上古天真论》中说:

"精神内守,病安从来。"强调了清静养神的养生保健意义。清静养神主要从以下几方面做起:一是以清静为本,祛除杂念,用神而不躁动。这样真气即可绵绵而生。心神清静,心静不躁,精神自可内守,精气自然充足,邪气不能侵犯,疾病自然不能萌生。《黄帝内经》指出"志闭而少欲"。《太上老君养生诀》说:"善摄生者,要先除六害,然后可以保性命延驻百年。何者是出? 一者薄名利,二者禁声色,三者廉货财,四者损滋味,五者除佞妄,六者忌嫉妒。"这里需要强调的是:"志闭而少欲"并不是要饱食终日,无所用心,而是要树立远大理想,排除杂念,驱除烦恼,更有利于学习和工作。二是少思少虑,用神而有度,不过分劳耗心神,使神不过用,但并非绝对的神静而不用。清静养神,适度用神贵在一个度字,用神适度,适可而止,劳而有度,勿不及,勿太过。

6. 节欲保精

精是构成人体的基本物质,有广义与狭义之分。广义的精是指一切精微物质,包括气、血、津和从饮食中摄取营养物质,狭义之精是通常所说的生殖之精。形体是生命存在的基础,精是构成形体和形体借以生长发育的物质。《黄帝内经·灵枢·经脉》指出:"人始生,先成精,精成而脑髓生。"说明精是生命的原始物质,精禀受于父母,与生俱来,故称之为精。它具有生殖,繁衍作用,因而谓之"生身之本""先天之精"。而出生以后,通过摄入饮食物,脾胃运化而生成的水谷之精气,以及脏腑生理活动中化生的精气则称为"后天之精"。"先天之精"与"后天之精"相互依存相互为用。"先天之精"有赖"后天之精"的不断培育和充养,才能充分发挥其生理效应;"后天之精"的化生,又有赖于"先天之精"的活力资助,二者相辅相成。由于精在生命活动中有着十分重要的作用,所以,要想使身体健康而无病,保持旺盛的生命力,养精就显得十分重要了。节欲是指对男女间的性欲要有节制,古人云:"房中之事,能生人,能熬人,譬如水火,知用塞者,可以养生;能用之者,立可尸矣。"因为房事过度会严重损伤人体最宝贵的物质——精。男女生殖之精是人体生命之源泉,不宜过分泄漏,如果纵情泄欲,会使精液枯竭,真气耗散而致未老先衰。现代医学及心理学认为,正常的性生活可以协调体内的各种生理功能,促进性激素的正常分泌,是健康心理的需要。但性生活过度,失精过频,会使脑垂体前叶功能降低,并加重睾丸萎缩的进程。因此节欲保精是重要的养生原则。

7. 平衡阴阳

保持机体的阴阳平衡是中医养生学重要的指导思想之一。阴阳是中国古代哲学的一对范畴,是对自然界相互关联的某些事物和现象对立双方的概括,阴与阳是同时存在并相互制约的。在人体处于正常生理状态下,阴阳处在相互制约,相互消长的动态平衡中。当这种动态平衡遭到破坏,疾病就发生了。《黄帝内经·素问·阴阳应象大论》指出:"阴胜则阳病,阳胜则阴病。"因此中医认为阴阳失调是一切疾病发生的根本原因。所以,要做到防病强身、益寿延年,就必须做到保阳气、益阴精、协调阴阳,使机体处于阴平阳秘的状态,同时,还应和自然环境的阴阳协调。

养生学的重要内容之一就是保养阳气和补益阴精,《黄帝内经·素问·生气通天论》指出:"阳气者,若天与日,失其所则折寿而不彰,故天运当以日光明,是故阳阴而上,卫外者也。阳气者,精则养神,柔则养筋。"说明了保养阳气的重要性。同时善养生者,还必须补益阴精,张景岳指出:"人身之精真阴也,为元气之本,耗精则阴虚。"阴精是生命的基础,精盈则气盛,气盛则神全,神全则身健。因此保养阳气和补益阴精是保证人体健康、抗御病邪侵袭的关键。

《黄帝内经·素问·四气调神大论》中说道:"阴阳四时者,万物之终始也,死生之本也,逆之则灾害生,从之则苛疾不起。"这说明自然界的阴阳消长运动与人体阴阳之气的盛衰有密切的关系。因此,人不仅要使机体自身处于阴平阳秘的状态,还必须适应大自然的阴阳消长变化,才能维持正常的生命活动。这就要求顺应自然的变化,做到"春夏养阳,秋冬养阴",做到"阴平阳秘,精神乃治"。

8.经络畅通

《黄帝内经·素问·调经论》说:"五脏之道,皆出于经隧,以行血气,血气不和,百病乃变化而生。"中医认为经络是运行全身气血、联络脏腑肢节、沟涌上下内外的通路;经络内连于脏腑,外络于肢节,纵横交错,布满全身。《黄帝内经·素问·调经论》说:"五脏之道,皆出于经隧,以行气血,血气不和,百病乃变化而生,是故守经隧焉。"当经络通畅时,气血才能营运于全身,才能使脏腑相通、阴阳交贯、内外祖通,从而养脏腑。保证生命活动正常进行。一旦经络阻滞,则影响阴阳协调,气血运行也受到阻碍,阴阳失调,气血失和,则疾病由此而生,许多疾病都是因为经络不通所引起的。俗语讲"不通则痛,痛则不通",所以,经络畅通作为一条养生的指导原则,贯穿于各种养生方法之中。

现代医学证明人衰老的本质在于瘀血阻络,表现在微循环的障碍和血液流变性的改变和主要脏器的血管形态改变。因此经络的畅通对于延缓衰老有重要的意义。华佗创制的"五禽戏"就是通过锻炼以促进经络畅通,气血流畅,使脏腑和调。从而达到防病强身、益寿延年的目的。

9.协调脏腑

古人认为脏腑之间是互相协调,密切配合的,人体复杂的生命活动都来源于内脏的功能。内脏的活动实质上就是人体整个的生命活动。各个脏腑虽然有它独立的作用,但是它们的功能活动并不是各自为政,孤立进行的,而是分工合作,协调进行的。它们不仅在生理功能上存在着相互制约、相互依存和相互为用的关系,而且还以经络为联系通道,在各脏腑组织之间,相互传递着各种信息,在气血津液环周于全身的情况下,形成一个非常协调和统一的整体。

协调脏腑有两层含义:一是强化脏腑的协同作用,增强机体新陈代谢的活力。二是纠偏,即纠正脏腑之间的失调。当脏腑间偶有失和,应根据其生克制化的关系来予以调整,以免发生乘侮,以纠正其偏差。协同脏腑这两方面的内容,作为养生的指导原则之一,贯彻在各种养生方法之中,如春养肝、夏养心、长夏养脾、秋养肺、冬养肾;精神养生中强调情志舒畅,避免五志过极伤害五脏,同时也应四时调养情志以利五脏的协调;饮食养生强调五味调和,不可过偏等等都是遵循协调脏腑这一指导原则。

10. 食饮有节

饮食是人体营养的主要来源,是人体生命活动的必要条件。《管子》曰:"饮食节、寒暑适,则身利而寿命宜;饮食不节,寒暑不适,则形累而寿命损。"因此养生必做到饮食有节。饮食有节包含两层意思,一是指进食的量,一是指进食的时间应根据各人的实际情况做到定时定量。

定量是指人进食宜饥饱适中,过分饥饿,则机体气血化生乏源。消耗大于补充,就会使脏腑功能逐渐衰减;但过量进食大量食物,势必加重胃肠负担,影响脾胃的运化功能,进而影响到气血的化生。因此最理想的状态是保持七分饱。《千金要方·养性序》指出:"不欲极饥而食,食不可过饱;不欲极渴而饮,饮不可过多:饱食过多,则结积聚,渴饮过多,则成痰癖。"《东谷赘言》认为:"多食之人有五患,一者大便数,二者小便数,三者扰睡眠,四者身重不堪修养,五者多患食不消化。"因此,《寿世保元》强调:"食唯半饱无兼味,酒至三分莫过频。"

定时是指进食宜有较固定的时间,《千金要方》指出:"饮食以时。"有规律的定时进食,可以保证消化、吸收功能有节奏地进行活动,脾胃则可协调配合,有张有弛。饮食物则可在机体内有条不紊地被消化、吸收,并输布全身。若饮食不定时或随意进食,特别是儿童,零食不离口,就会使肠胃始终处于充盈状态,得不到相对的休息,打乱了胃虚肠满、肠满胃虚的活动规律,使脾胃失调,消化能力减弱,食欲逐渐减退,有损健康。我国传统的习惯是一日早、中、晚三餐。间隔的时间为4~6小时,这与饮食物在胃肠停留和传递的时间相适应,因此符合养生要求。现代研究证明,在这三个时间里,人体内的消化特别活跃,故一日三餐,定时进膳,对消化功能特别有利。同时还应做到"早饭宜好,午饭宜饱,晚饭宜少"的原则,《千金要方》说:"须知一日之忌,暮无饱食""饱食即卧乃生百病"。

11. 起居有常

起居有常是指起居作息,日常生活要有规律,这是强身健体、延年益寿的重要原则,《素问·上古天真论》说:"饮食有节,起居有常,不妄作劳,故能形与神俱,而尽终其天年,度百岁乃去。"可见"起居有常"在养生中的重要性。清代名医张隐庵说:"起居有常,养其神也,不妄作劳,恭其精也。夫神气去,形独居,人乃死。能调养其神气,故能与形俱存,而尽终其天年。"

起居有常应按时作息,葛洪在《抱朴子·极言》中指出:"寝基失时,伤也。"生活规律破坏起居失调,则精神紊乱,脏腑功能损坏,身体各组织器官都可产生疾病,特别是年老体弱者,生活作息失常对身体的损害更为明显。按时作息要顺应四时,人生活在自然界中,与之息息相关,因此,人们的起卧作息只有与自然界阴阳消长的变化规律相适应,才能有益于健康,起居有常贵在坚持,养成习惯。切忌三天打鱼,两天晒网。

12. 和于术数

"和"指调和,"术"指养生的技术方法,"和于术数"就是运用多种传统健身运动养生方法来锻炼身体,以达到祛病强身、延年益寿的目的。这些方法还包括道家的导引、吐纳,近代的"静坐法"及"气功疗法"等。"导"指宣导气血,"引"指伸展。"导引"是指以肢体运动、呼吸吐纳和自我按摩相结合的养生方法。"导引"可以增强体质,预防疾病;同时,对于一些慢性病,如关节重滞疼痛、痿厥等也能起到治疗作用。在"导引"的基础上古代医家和养生家又创造了五禽戏、八段锦、易筋经、太极拳、武术功等。这些传统的健身运动,不完全同于现代的"医疗体育",其最大的特点是形、意、气结合。即运动肢体、按摩以练形;呼吸吐纳、调整鼻息以练气;宁静思想、排除杂念以练意,而且就其每一种具体的养法而言,又总是身、心、息并调,精、气、神并练,特别是调神、息意,几乎贯穿于所有的传统健身运动法中。这对增强体质、防治疾病是十分有益的。

在选择这些方法时应遵循几个原则,即:因人而异、因时而异、循序渐进和持之以恒,只有这样才能收到理想的效果。

(编写:谢惠波、刘克林)

第二章 饮食养生概说

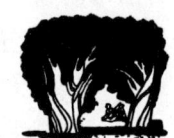

"民以食为天",食以味为先",中华民族在几千年的饮食生涯中开创了近 6 万多种传统菜点,食用的蔬菜达 600 多种,创造了八大菜系的饮食辉煌,在世界饮食文化史上独一无二。可以毫不夸张地说,中华饮食养生学是我国医学宝库中的一颗璀璨明珠,它不但是中华文化的重要组成部分,也为全世界人民所敬仰与尊重。中华饮食文化养生有悠久的历史,可谓源远流长,孙思邈在《千金要方·食治》中讲到:"人体平和,唯须好将养,勿妄服药。药势偏有所助,令人脏气不平,易受外患。夫含气之类,未有不资食以存生,而不知食之有成败,百姓日用而不知,水火至近而难识。"扁鹊云:"人之所根据者,形也。乱于和气者,病也。理于烦毒者,药也。济命抚危者,医也。安身之本,必资于食。救疾之速,必凭于药。不知食宜者,不足以存生也。不明药忌者,不能以除病也。是故食能排邪而安脏腑,悦神爽志以资血气。若能用食平释情遣疾者,可谓良工。长年饵老之奇法,极养生之术也。"可见中华饮食养生有悠久的历史。在漫长的历史发展过程中,不断积累经验,并经实践检验后得到升华,创立了既有系统理论、多种流派、多种方法,又有民族特色的饮食养生学,为华夏民族的健康事业和繁衍昌盛做出了杰出的贡献。

孙中山先生对中华饮食有精妙的解读,他在《建国方略》中讲到:"悦目之画,悦子耳之音,皆为美术,而悦口之味,何独不然?是烹调者,亦美术之一道也。是烹调之术于文明而生,非深孕乎文明之种族则辨味不精,辨味不精则烹调技术不妙也。中国烹调技术之妙亦足以表明进化之深也,昔日中西未通市以前,西方只知道烹调一道,法国为世界之冠,乃一尝中国之味,莫不以中国为冠矣。"中华饮食不仅味美,而且具有预防疾病的思想。这是世界上任何民族都不能企及而为中华民族所独有的文化现象和特征,是中华文化软实力的重要体现。

第一节 饮食养生的概念和内容

一、饮食养生的概念

饮食养生是按照中医理论,调整饮食,注意饮食宜忌,合理地摄取食物,以增进健康,益寿延年的养生方法。饮食养生的基本内容主要包括:维护健康、防治疾病、愈后防复三个阶段和饮食节制、饮食禁忌两种方法。饮食养生的优点是在自然生活中强身健体,防病祛病,避免了药物治疗的毒副作用,是最容易接受的养生方法之一,并且容易持之以恒。

饮食是人生存的最基本条件,是关系健康的第一大要素,它不仅是维持人体正常生理活动,也是提高机体抗病能力,促进生长发育,促进健康长寿的重要物质基础。

合理的饮食,可使人体气血调和,脏腑功能正常,正气旺盛,有利于机体健康长寿,有利于疾病恢复;饮食失节,可使气血失调,脏腑功能下降,正气衰败,促使疾病恶化。

二、饮食养生的内容

饮食养生的内容,包括维护健康,防治疾病,愈后防复,饮食节制,饮食宜忌等。"食养"或"食补",就是利用饮食来达到营养机体,保持健康或增进健康的目的。早在两千年前,中华民族的祖先就认识到饮食对人体的作用,认为饮食是人体必不可缺的营养物质。《黄帝内经·素问·五常政大论》说:"谷肉果菜,食养尽之。"《黄帝内经·素问·平人气象论》指出:"人以水谷为本,故人绝水谷则死。"说明了饮食营养的重要性。

"食疗"就是利用饮食防治疾病,治疗或辅助药物治疗疾病。饮食疗法是天然疗法的一个重要内容,早在1400多年前的《千金要方》一书中就有"食活篇",之后又有《食疗本草》等饮食疗法专著相继问世。孙思邈在《千金要方》中说:"食,能祛邪而安内脏、悦神、爽志,以资气血。"体现了食疗也包括扶正与祛邪两个方面。指出"药性刚烈,犹若御兵","若能用食平疴,适性遣疾者,可谓良工。"并引用扁鹊语:"为医者当须先洞晓病源,知其所犯,以食活之,食疗不愈,然后命药。"可以说"食疗"有悠久的历史和丰富的内容。中华饮食养生学与治疗学最大的不同是饮食养生学体现了预防为主的"治未病"的思想。随着科技的发展,社会的进步,人们生活水平的提高,人们对生活的质量必然提出越来越高的要求,以人的健康为中心的中华饮食养生学,必将对提高人们的生活质量,维护和促进人类的健康发挥着越来越大的作用。

第二节 饮食养生的意义与作用

饮食养生的作用和意义是根据饮食自身具有的"性""味""归经""升降浮沉"及"补泻"等特性决定的,主要体现在:

一、预防作用

饮食养生是以防治疾病、延年益寿为目的。饮食对人体的滋养作用,本身就是一项重要的保健预防措施。合理安排的饮食可保证机体的营养,使五脏功能旺盛、气血充实,正如《内经》所言:"正气存内,邪不可干。"饮食可以调整人体的阴阳平衡,如《黄帝内经·素问·阴阳应象大论》所说:"形不足者,温之以气,精不足者,补之以味。"根据食物的气、味特点及人体阴阳盛衰的情况,给予适宜的饮食营养或以养精,或以补形,既是补充营养,又可调整阴阳平衡,是保证机体健康,防止发生疾病的重要措施。

现代研究证明,人体如缺乏某些食物成分,就会导致疾病。如缺少蛋白质和碳水化合物就会引起肝功能障碍;缺乏某种维生素就会引起夜盲症、脚气病、口腔炎、坏血病、软骨症等;如缺少钙质会引起佝偻病,缺乏铁质会引起贫血,缺少锌和钼则会引起身体发育不良等。而通过食物的全面配合,或有针对性地增加上述食物成分就会预防和治疗这些疾病。

饮食养生还十分注重发挥食物的特异性直接用于某些疾病的预防。如用葱白、生姜、豆豉、芫荽等可预防感冒;用甜菜汁或樱桃汁可预防麻疹;用鲜白萝卜、鲜橄榄煎服可预防白喉;用大蒜可预防腹泻;用绿豆汤预防中暑,用动物肝脏预防夜盲症,用海带预防甲状腺肿大等。

现代研究解释了食物中预防保健作用的科学道理,如大蒜能杀菌和抑制病毒,故可防治呼吸道感染和肠道传染病,生山楂、红茶、燕麦能够降低血脂,故可预防动脉硬化。

二、滋养作用

饮食对人体的滋养是从整体观出发的。中医理论认为各种不同的食品分别可以入某脏某经,从而滋养脏腑、经脉、气血,乃至四肢、骨骼、皮毛等。饮食进入人体,通过胃的吸收,脾的运化,然后输布全身,成为水谷精微而滋养人体。这种后天的水谷精微和先天的真气结合,形成人体的正气,从而维护正常的生命活动和抗御邪气。此外这些精微物质还形成维持机体生命的基本物质"精"。"精"藏于五脏,是脏腑功能活动和思维、意识活动,即"神"的基础。"气、精、神"为人体之三宝,生命之所系,而它们都离不开饮食的滋养。

三、延缓衰老

生、长、壮、老、死是人类生命的自然规律,生命的最终衰亡是不可避免的。但如注重养生保健,及时消除病因,使机体功能协调,就可以做到延年益寿,在这一过程中饮食是长寿的重要环节。

历代保健医疗食谱多从补益肺、脾、肾方面入手,食补、食疗中以抗衰老为主要功效,这些食物在抗衰老方面有明显的作用,它们是:扁豆、豌豆、薏苡米、蚕豆、粳米、糯米、小米、稻米、大麦、黑大豆、荞麦、黄豆、小麦、核桃、大枣、栗子、龙眼、荔枝、莲子、山药、藕、芡实、桑葚、山楂、乌梅、落花生、百合、白果、杏仁、荸荠、橘、梨、罗汉果、橄榄、黑芝麻、枸杞子、生姜、芫荽、萝卜、芋头、冬瓜、大蒜、西瓜、苹果、荷叶、枣仁、白砂糖、蜂蜜、橘皮、蘑菇、银耳、木耳、紫苏叶、茶叶、苣荬菜、苜蓿、香椿、茼蒿、木瓜、韭菜子、南瓜、紫菜、海带、海藻、淡菜、海参、猪皮、牛乳、鹌鹑蛋、猪肝、牛肉、鹿肉、鹿胎、鹿鞭、鸡肉、鸭肉、鲤鱼、鲫鱼、鳝鱼、蛏肉、牡蛎肉等。

四、治疗作用

"药疗"不如"食疗"。在治疗过程中,先以食疗,后以药疗。只有食疗不能取效时,才以药疗。其治疗作用体现在调理阴阳、补益脏腑和泻实祛邪等方面。

第三节　饮食养生的特点

中华饮食养生理论与中国古代朴素哲学理论紧密地结合在一起,其特点如下:

一、天人相应

人处于天地之间,生活于自然环境之中,与大自然具有相通相应的关系,共同受阴阳法则的制约,共同遵循运动变化规律。因此在饮食养生方面,这种人和自然的密切相关关系也得到了体现。运用天人合一的整体营养观通过食物来达到补虚、泻实,调整阴阳的目的。自古以来,以养生益寿、防治疾病的古代道、佛、儒、医、武各家学说,无不用人体内部与自然界协调统一的理论来阐述人体的生、老、病、死规律,同时也无不应用天人相应的法则来制定各种休逸劳作、饮食起居措施,对饮食内容及进食方式方法,提倡既要注意全面膳食,同时又因时、因地、因人、因病之不同对饮食内容进行相应变化,做到"审因用膳"和"辨证用膳"。

二、调和阴阳,协调脏腑

(一)调整阴阳

中医理论认为,机体阴阳双方的协调统一,维系着人体正常的生理活动,疾病的发生和演变,归根结底是阴阳的相对平衡受到破坏,"阴盛则阳病,阳盛则阴病"。"阴虚则热""阳虚则寒"是疾病的基本病机。饮食养生,治疗与康复手段同样强调阴阳平衡,《黄帝内经·素问·骨空论》指出:"调其阴阳,不足则补,有余则泻。"如阳热亢盛,易于耗伤阴液的病证,食疗采用清热保津法,选用五汁饮,绿豆粥等,是泻阳以和阴;如阳虚不能制阴,阴寒偏盛的病证,食疗采用温经散寒法,选用当归生姜羊肉汤,胡桃仁炒韭菜等,是补阳以制阴。

饮食养生也从阴阳平衡的观点对饮食的宜与忌提出了阴平阳秘则宜,反之为忌的理论,防止阴阳失调导致的"实其实""虚其虚"的弊病。如对发育中的儿童,不宜过分进补;对阴不足,而阳有余的老年人,忌食大热峻补之品;对痰湿质人忌食油腻,对胃寒患者忌食生冷等。总之,在饮食调理方面要体现"虚则补之""实则泻之""寒则热之""热则寒之"等原则。

(二)协调脏腑,饮食养生

协调脏腑之间、整体与局部之间的关系,恢复机体相互间的生理平衡,如口舌生疮的病证,多为心胃火旺反映于口舌,宜采用清心泻火法,选食竹叶根茶等;视物昏花的病证,多为肝血不足表现于目,宜采用滋补肝肾法,选食猪肝炒枸杞苗等。

三、全面膳食与审因用膳相结合

从整体看中华民族数千年的饮食文化,十分注重荤素搭配,全面膳食。正如《黄帝内经·素问·藏气器法时论》所说:"五谷为养,五果为助,五畜为益,五菜为充,气味合而服之,以补益精气。"全面膳食,一方面就是要求经常在饮食内容上尽可能做到多样化,讲究荤素食、主副食、正餐和零散小吃,以及食与饮之间合理搭配,不主张偏食,不提倡过量与废食。既不一味追求山珍海味、鸡鸭鱼肉、美酒名菜、大吃大喝,也不应过分茹苦清素。另一方面对特殊的人与患者,不主张采用与常人一样的饮食模式,可根据其不同的体质、职业、信仰与病情,以及因时、因地之别,做到审因用膳与辨证用膳。

第四节　饮食养生的原理

一、饮食养生是人体健康的基础

饮食养生不仅是维持人体正常生理活动的基本物质基础,也是提高机体抗病能力、促进生长发育、促进健康长寿的物质基础。饮食养生对人体健康长寿有巨大的影响。只有饮食充足,脾胃运化正常,才能化生精微,充实形体气血、脏腑筋脉、四肢百骸,最终才能"形与神俱"。《黄帝内经·素问·六节脏象论》说:"五味入口,藏于肠胃,味有所藏,以养五气,气和而生,津液相成,神乃自生。"说明了饮食营养不仅滋养形体百骸,另一方面,又能使胃动力旺盛,饮食有味,精神怡和,情绪乐观。

一个人的生长、健康、长寿,有先天和后天两个方面的因素,先天的因素是指肾气、肾精,后天因素就是脾胃水谷之气。先天滋后天,后天补先天。因此,肾气、肾精要靠后天饮食水谷之气来充养。《黄帝内经·素问·生气通天论》指出:"阴之所生,本在五味;阴之五宫,伤在五味……是故谨和五味,骨正筋柔,气血以流,腠理以密,如是则骨气以精。谨道如法,长有天命。"说明人体阴精的产生,来源于饮食五味。

《黄帝内经》说:"饮食自倍,肠胃乃伤。"《金匮要略》也指出:"不闲调摄。则疾病竞起。"说明饮食五味调摄失常,会伤害人之精气。要保持身体健康,除调摄饮食五味外,还须做到"饮食有节"。

二、五脏功能正常靠水谷的充养

《黄帝内经·素问·经脉别论》说:"食气入胃,散精于肝,淫气于筋;食气入胃,浊气归心,淫精于脉,脉气流经,经气归于肺,肺朝百脉,输精于皮毛,毛脉合精,行气于府,府精神明,留于四脏,气归于权衡,权衡以平,气口成寸,以决死生。饮入于胃,游溢精气,上输于脾,脾气散精,上归于肺,通调水道,下输膀胱;水精四布,五经并行,合于四时五脏阴阳,揆度以为常也。"饮食进入胃之后,都要经过胃的受纳,脾的运化,化生精微物质,而流行、灌注于五脏六腑,四肢百骸,起到营养全身的作用。五脏藏精气而不泻,五脏的精气主要依靠饮食水谷之气的充养。

饮食养生对五脏的影响,《黄帝内经·素问·宣明五气》指出:"五味所入,酸入肝,辛入肺,苦入心,咸入肾,甘入脾。"《黄帝内经·素问·脏气法时论》云:"辛散,酸收,甘缓,咸软"。说明饮食的五味与五脏的所宜、所不宜的关系,调和适常,则五脏有所充养,功能发挥正常,否则就会出现病态。

五味,对于五脏各有所利,各有所归。

辛,有发散、行气、行血、润养的作用,主入肺经。肺为华盖,外合皮毛,易受外邪侵扰。肺主气司呼吸,主宣发肃降,通调水道,敷布津液,肺朝百脉而主治节。辛味的发散、行气、行血作用,与肺的功能相符,因此辛味食物对于肺脏来说,甚有裨益。

酸,有收敛、柔润的作用,主入肝、胆经。肝为"刚脏",体阴而用阳,肝主疏泄,主藏血,肝血充足则目睛有神,筋爪荣利。肝脏功能的正常发挥,全赖肝阴的充润,因此,酸味食物的柔润、收敛作用,有裨于肝阴的充盈与内敛。否则,肝脏刚气用事,不但损伤阴血之"体",还会使肝气涣散,产生疾病。所以说,酸味入肝,肝欲酸。在饮食的消化吸收过程中,肝脏还担负着疏泄的作用,肝脏功能正常,疏泄得当,有利于饮食的消化吸收。

甘,有缓急、和中、补益的作用,主入脾经、胃经。脾为中土,为五脏之枢纽,饮食入胃主要通过脾的运化,化生精微,以营养全身。脾与胃互为表里,脾喜燥而恶湿,胃喜润而恶燥,脾主升清而胃主降浊,脾胃为生化之源,脾胃调和,气机调畅,才能发挥正常功能,才能化生气血。甘味食物的缓急、和中、补益的作用,有助于脾胃功能的发挥。

苦,能泄、能燥、能坚,主入心经。心为火脏,为神明之所,又主血脉,为生命之主宰。苦味食物的泄热作用可防心气为火热所伤,其燥和坚的作用有利于心气内守,所以说,苦入人心,心欲苦。

咸,有软坚、散结、补肾坚阴的作用,主入肾经。肾主藏精,主骨生髓,主生长发育,为水脏。咸味入肾,最主要的作用是滋补肾精、坚阴固肾,这对于肾的固藏、主生长发育、主生殖等功能来说,是十分有利的。当然肾精的充盈,必须依靠水谷精微的滋养,饮食营养物质通过脾胃的运化,变为精微而充养肾精。

三、饮食营养是气血的生成来源

气血,是维持人体生命和生理活动的基本物质。人体的气,有三个来源,一是禀受于父母的先天之精气,二是来自于饮食营养的水谷之精气,三是来自于自然界的清气(即空气)。它们在人体内构成元气、宗气、营气、卫气等,共同发挥作用,维持人体的生命和生理活动。而元气、宗气、营气、卫气都是以水谷精气为其主要的生成来源的。因此,饮食营养直接影响到这些维持人体生理活动、维持人体健康的气的生成和盛衰。如果饮食失调,就会影响诸种气的生成,造成五脏气衰,全身功能低下,影响健康,出现疾病。

《黄帝内经·灵枢·决气》云:"中焦受气取汁,变化而赤,是谓血。"人体的气血主要都来自摄入的饮食营养经脾胃运化生成的水谷精微,因此,脾胃又被称为气血生化之源。饮食营养的优劣和脾胃运化功能的强弱,直接影响着血液的化生。饮食营养的长期摄入不足,或脾胃运化功能的长期失调,均可导致血液的生成不足,而形成血虚的病理变化。

四、饮食养生是形体充盈的保证

形体的健壮靠五脏精气滋养。饮食进入人体,经过脾胃的运化,化生精微,内注于五脏,五脏精气又通过经络联系形体各个部位,因此说,饮食与形体的关系是通过五脏来完成的。形体的荣泽健壮又与气血的充盈相关,而脏腑气血的充盈,其生成来源主要就是饮食营养。正如《黄帝内经·素问·经脉别论》所云:"食气入胃,散精于肝,淫气于筋;食气入胃,浊气归心,淫精于脉,脉气流经,经气归于肺,肺朝百脉,输精于皮毛。"

因此,饮食养生对人体的健康具有重要意义,它是养生的重要物质基础,应该受到高度重视。

第五节　饮食养生保健的原则与方法

一、饮食养生保健的原则

饮食是营养人体、维持生命的物质基础,在医疗上亦有较好的预防和治疗作用。有些食物能直接治疗疾病,甚至可以替代药物治疗疾病(姜汤);有些食物能补充药物的不足,以辅助治疗,故历来就有"药补不如食补"的说法。但食补并非人人皆可用,也不是有病施之即可;正如东汉张仲景在《金匮要略·禽兽鱼虫禁忌并论篇》所言:"凡饮食滋味以养于生,食之有妨,反能为害,自非服药炼液、焉能不饮食乎? 切见时人,不闲调摄,疾疢竞起;若不因食而生,苟全其生,须知切忌者矣。所食之味,有与病相宜,有与身为害,若得宜则益体,害则成疾,以此致危,例皆难疗。"因此,饮食养生必须要有适当的方法。

(一)食饮有节

《黄帝内经》谈到上古之人"尽终其天年,度百岁乃去"的养生基本原则之一就是"食饮有节"。食饮有节是饮食保健的基本原则。"节"不是"节制、节约"而是"恰好、适宜"的意思,是说饮食要有规律。它的含义是多方面的,其中包括饮食的适宜、适量、适度、冷热适中、五味调和、按时、卫生等。若不节饮食,则易生疾病,影响健康与长寿。饮食以适量为宜,饥饱失常都会产生疾病。过饱害处很多,明代敖英在《东谷赘言》指出:"多食之人有五患,一者大便数,二者小便数,三者扰睡眠,四者身重不堪修养,五者多患食不化。"《黄帝内经·素问·痹论》指出:"饮食自倍,肠胃乃伤。"《黄帝内经·素问·生气通天论》还指出:"因而饱食,筋脉横解,肠澼为痔;因而大饮则气逆。"表明经常饮食过量,不仅损伤肠胃,而且使气血不畅,筋脉郁滞,产生下利、痔疮、气逆等病症。所以很多养生学家均主张饮食宜节量。清代曹慈山在《老老恒言》中说:"凡食总以少为有益,易磨运,乃化精液……多食反致受伤,故曰少食以安脾也。"很多人认为晚饭尤应少食,《老老恒言》指出:"早饭可饱,午后即宜少食,至晚更必空虚。"

但饮食不应食之太少。过饥则饮食摄入不足,以致血生化之源缺乏,气血得不到足够的补充,久之则营养甚少,供不应求,也会引起疾病。

在食物种类的选择方面,养生家都认为饮食宜清淡,无论少壮之时还是老年均应遵守这条原则。《吕氏春秋》指出:"凡食,无疆(强),厚味,无以烈味重酒。……食能以时,身必无灾。"孙思邈提倡老人的食物需"常宜轻清甜淡之食物,大小麦曲、粳米等为佳。"还强调"勿进肥浓羹、酥油酪饮等","善养生者,常须少食肉,多食饭"。清代养生家石天基在《长生秘诀》中提出并论证了饮食六宜:食宜早些,食宜缓些,食宜少些,食宜淡些,食宜暖些,食宜软些。这些饮食养生的法则是前人对"食饮有节"原则的解读和经验总结,是经过历史检验证明是正确的养生保健方法。

(二) 因人、因时、因地制宜

人有性别、年龄、体质、所处地域之不同,因而,正确得当的食养,还必须遵循"因人、因时、因地制宜"的原则。

1. 因人制宜

因人制宜强调了饮食的个体差异性,认识到饮食的选择与个人的体质、生活习惯的关系。机体寒热的偏性应与食物的寒热属性相宜,才能有益于身体。体质属寒的,宜服热性食物;体质属热者,忌辛辣烟酒燥热食物。每类食物均有不同的属性和营养特点,蔬菜中的葱、韭、辣椒等属辛辣温热,对脾胃虚寒者,少食有通阳健胃作用,而对阴虚阳亢之体,多食则生痰动火。瓜果类其性多寒,大多能清热解渴,对禀性虚寒者和妇女行经时应慎服。虚弱之体,阳虚忌寒凉、宜温补,阴虚忌温热,宜滋补。

老人因肝肾阴虚、肝阳上亢而致头昏目眩者,宜多食贝类海产品以重镇潜阳;肠燥便秘者,宜多食含油脂的植物油或多纤维素的菜根之类以润肠通便。老人体质虚弱,大剂量强补不宜,而应当少量多次进补。小儿脏腑娇嫩,饮食宜平淡,性味不宜过偏。"女子以血为本",饮食应以补阴、补血为主,尽量选择多汁多液之食物。

2. 因时制宜

《千金食治·序论》云:"夏至以后,迄至秋分,必须慎肥腻、饼油酥之属。"又云:"春七十二日,省酸增甘,以养脾气;夏七十二日,省苦增辛,以养肺气;秋七十二日,省辛增酸,以养肝气;冬七十二日,省咸增苦,以养心气;季月各十八日,省甘增咸,以养肾气。"说明四时气候的变化,对人体的生理功能,病理变化均产生一定的影响。为此,应根据不同季节的特点来考虑饮食养生的宜忌。

一年四季有寒热温凉的变迁,所以服用饮食时,要考虑当时的气候条件。在阳气生发的春季,特别是遇到异常炎热的气候,不宜过食油腻煎炒之物,应常选食一些鸭梨、荸荠、橘子、甘蔗等果品为辅助,常食绿豆汤、绿豆芽等等,取其清淡、甘凉,以免积热在里。到炎夏季节,常遇暑热兼湿之候,腠理开泄,汗出亦多,使人常易贪食生冷,寒凉之物太过则更伤脾胃。因此,在炎暑之季,切忌过食生冷,更不可多食油腻厚味,饮食宜甘寒少油、利湿清暑,常可选食西瓜、冬瓜、白兰瓜等瓜果,常饮绿豆汤、酸梅、冰糖煎水代茶饮等,取其清热、解暑利湿、养阴益气之功。在盛夏季节,即使平素阳虚体质,也应适当节制进食参、茸、附子等温补之品。到了秋季,气候逐渐凉爽而干燥,这时五脏属肺,外合皮毛。秋季致病有易犯肺和易伤津两类特点,所以尤其适合进食生津养液滋补之品。常可食用参麦、团鱼、二仁(苡仁、砂仁)全鸭等。冬天,气候寒凉,人体收敛潜藏,这时五脏属肾,适宜温补,可用狗肉、羊肉等温补之品。

3. 因地制宜

我国疆土辽阔,地理环境相差很大,在饮食养生时必须考虑这一因素。不同的自然环境,作物的种类、人们的饮食习惯、加工方法、生理需求以及人的生理活动和病变特点会有不同,如《黄帝内经·素问·养法方宜论》指出:"东方之域为鱼盐之地,其民食鱼而嗜咸……鱼者使人热中,盐者胜血,其发病皆为肿疡。"因此,选择饮食时,必须有针对性。如冬季食补时,北方气候多严寒,食养品可适当选用一些大温大热之品,如羊肉、狗肉等;而南方气候稍温和,食养品则宜选用甘温清补之品,如猪肉、鸡、鱼等,大温大热之羊肉、狗肉则不可多服,多服则助热动血。又如长期水上作业之人或在海边居住者,多湿邪内侵,食养时必须佐以健脾燥湿之中药,方可达到食养的目的;而长期高空作业或居于山区者,多燥邪相干,食养时须多用清宣凉润之品,银耳、冰糖、雪梨、鳖、龟等。

(三)注意饮食养生的禁忌

食物性能与个人体质、年龄、性别、民族及疾病证候属性有着密切关系,要发挥食物的作用就必须根据辨证要求掌握饮食宜忌。一般而言,阳虚偏寒者,禁忌生冷寒凉食物;阴虚偏热者,忌温热性食物;外感未尽或痰湿中阻者,禁忌过于滋腻的食养品,以防闭门留邪。正如章穆《饮食辨录》所言:"平人病人,总宜胃气充畅。""饮食不知宜与忌,必使胃气空虚。"可见知食养品之宜忌,亦是食养的要领之一。

二、饮食养生保健的方法

(一)谨和五味

祖国医学很早就认识到各种食物的合理搭配的重要意义。《黄帝内经·素问·藏气法时论》说:"……五谷为养,五果为助,五畜为益,五菜为充,气味合而服之,以补精益气。此五者,有辛酸甘苦咸,各有所利,或散或收,或缓或急,或坚或委,四时五藏,病随五味所宜也。"《黄帝内经·素问·生气通天论》指出:"谨和五味,骨正筋柔,气血以流,腠理以密。"说明了主食和副食多样化的重要意义。

"五味",一是泛指所有食物,二是指食物的性味。所以"和五味"的含义也包括两个方面,一为多种食物的搭配,五谷、五畜、五菜、五果等;二为食味的调和,辛、甘、酸、苦、咸。五味不可偏,不可过。"谨和五味"不但对于生理状态下人的五脏、气血等有益,而且在疾病状态下也有治疗作用。

为了合理搭配膳食,我国劳动人民创造了许多有效方法。主食方面的粗细粮混食、粗粮细作、干稀搭配、豆煮稀饭,副食品的荤素搭配、什锦菜、蔬菜加豆制品,都是很合理和符合机体的营养保健要求的。人体对营养素的需要量是多方面的,世界上没有任何一种单一食物能满足人体对所有营养素的需要。同时,摄入的各种食物的性和味,又是相互关联和影响的。所以要满足人体对营养素的需要,食品必须多样化并合理搭配。

(二)按时节量

按时节量,是指饮食必须定时,必须适量,要有规律性。《黄帝内经·素问·上古天真论》说:"饮食有节""饮食以时"。《黄帝内经·素问·生气通天论》有"无毒治病,十去其九,谷肉果菜,食养尽之,无使过之,伤其正也"的记载。这些都说明了按时节量的重要性。做到饮食养生的规律性,应根据自己身体的情况,结合日常生活、工作学习安排建立相应的饮食制度,这样使摄入的热量和各种营养素适应人体的需要和消耗,以促进生长发育,促进健康,提高工作劳动效率。同时,保证进食与消化过程的协调一致,使吃进的食物能充分被消化吸收和利用。

俗话说:"早饭吃好,午饭吃饱,晚饭吃少。"全日各餐食物分配有一定比例:早餐,应占全日总热量的30%~35%;中餐,应占全日总热量的40%左右;晚餐,应占全日总热量的25%~30%,这样分配是为了适应生理状态和工作劳动的需要。早晨起床不久,食欲较差,为了工作要摄入足够的热量,宜进食体积小而富含热量的食物;午餐前后都是工作时间,既要补足上午的能量消耗,又要为下午工作做准备,故宜选用富含蛋白质和脂肪的食物;晚餐后多数人进入休息状态,民谚有:"晚饭少一口,活到九十九。"《饮膳正要》说:

"晚餐不可多食。"晚上睡觉,活动量低至最小值,如摄入过量营养物质,就会过剩,它就能够转化成脂肪贮存起来,日久天长,人就发胖,增加心脏负担,易患心脑血管疾病。同时,晚餐过饱会增加胃肠负担,出现腹胀,消化不良,影响睡眠。中医古籍中"饱食即卧,乃生百病,不消成积聚"的记载。因此食物热量应稍低,多吃蔬菜和易于消化的食物。孙思邈主张"食欲数而少,不欲顿而多",意思是说吃饭宜少吃多餐,不宜一顿吃得很多。世界上大多数民族每天都是三餐,对于有条件的老年人建议一日多餐(可 5~6 餐),每餐吃八分饱,但必须指出,无论是一日三餐还是一日多餐,其总热能是一致的。

(三)避免偏嗜

人体是一个有机整体,人体与自然界之间以及机体各脏腑之间,都必须保持阴阳动态平衡,这就要求所进饮食之性味要不偏不倚,与机体阴阳相对应。

饮食偏嗜会引起机体阴阳的偏盛偏衰引起疾病。《黄帝内经》指出:人体的内脏,可因饮食五味的太过而受伤。如过于多食酸味的东西,就会肝气太盛,脾气衰竭,出现脾胃胀满,两胁隐痛;过于多食咸味的东西则会大骨受伤,肌肉萎缩,心情抑郁;过于多食甜味的东西,则会面色泛黑,胸中烦闷不安;过于苦味的东西,会伤脾胃,消化不良,使胃部胀满;过食辛味的东西,则筋脉容易败坏而且松弛,精神会受到损害。因此,长期的饮食偏嗜,必然造成机体脏腑之间的阴阳不平衡,故避免饮食偏嗜非常重要。

(四)宜清淡,忌厚味

《黄帝内经》上说的"膏粱之变,足生大疔",程仲龄在《医学心悟》中提出的"莫嗜膏粱,淡食为最",都与我们所提的"宜清淡,忌厚味"意义相同。所谓"厚味",指油多腻人之品;"清淡"则指少油少盐的爽口之物。"素多荤少,合理搭配"是人类健康长寿的秘诀之一。

经常过食酒肉、油腻、煎炸、辛辣之品,能助湿生痰,助热动风,诱发疾病。2013 年我国糖尿病的患病率高达 11.6%,是 20 世纪 80 年代的 18 倍,高血压的患病率是 21.3%;高脂血症、痛风大幅上升,这些慢性病均呈低龄化、井喷式的上升,虽然病因还不完全清楚,但饮食的不合理、不科学是最重要的病因。如死亡率最高的心脑血管疾病与血中胆固醇关系极为密切,而血中胆固醇的浓度又与饮食中胆固醇的含量有关。当人食入的胆固醇超过人体的需要时,胆固醇就沉积在血管壁上,动脉粥样硬化、冠心病等便由此而生。所以,像动物性食品的摄入一定要适宜、适量,尤其不能长期过量摄入。

清淡的饮食,一般是指:主食五谷杂粮,其中杂粮的量一般应占全天的 1/3,副食则以植物性豆类、蔬菜、植物油为主,蔬菜原则上应达到 500 g(生重),适量的动物性食品为辅。对于大多数人而言,一般每天的动物性食品在 100 g(生重)即可。研究证明,长期坚持食用清淡的饮食,血浆中胆固醇和甘油三酯一般较低,各种慢性病的患病率也较低。

（五）饮食卫生

饮食不洁可以造成疾病，危害健康。要做到饮食清洁，除了食物清洗、煮沸加工消毒之外，还必须排除食物的腐烂变质等。张仲景在《伤寒杂病论·禽兽鱼禁忌》中就已谈到："诸肉及鱼，若狗不食，鸟不啄者，不可食之。""肉中有朱点者，不可食之。""秽饭、馁肉、臭水所，多秃与瘿人。重水所，多尰与躄人。甘水所，多好与美人。辛水所，多疽与痤人。苦水所，多旭与伛人。"这在当时是一个非常了不起的发现。

（六）进食保健

进食时情绪波动、健康不佳、思虑过度、环境恶劣都可影响食欲。如吃饭时看书、发怒、忧郁或大声讲话等，都是不好的习惯，是有害于健康的劣性刺激。有人认为良好的情绪，安静的环境，融洽的气氛，如干净的餐桌、幽香的盆景、轻松的音乐及美好的语言，都有助于进食。要使每顿"吃得香"，必须增加有益的活动并消除不良的刺激。

1. 进食宜缓

进食宜缓是指吃饭时应该从容缓和，细嚼慢咽。《养病庸言》说："不论粥饭点心，皆宜嚼得极细咽下。"这样咽食，既有利于各种消化液的分泌，食物易被消化吸收；又能稳定情绪，避免急食暴食，保护肠胃。《寿世保元》也说："食饱不得速步走马，登高涉险，恐气满而散，致伤脏腑……不欲饥而食。食不可过饱。不欲极渴而饮，饮不可过多。……故曰：大渴不大饮，大饥不大食，恐血气失常，卒然丕救也。"急食则食不易化，暴食则会骤然加重肠胃负担，还容易发生噎、呛、咳等意外；唐代孙思邈曾有一个治胃病的妙方，即每吃一口饭嚼50次再吞咽，长期坚持，试验过的人均取得了很好的疗效。

2. 进食宜专

《论语·乡党》中说："食不语。"进食时，应该将头脑中的各种琐事尽量抛开，把注意力集中到饮食上来。进食专心致志，既可品尝食物的味道，又有助于消化吸收，更可以有意识地使主食、蔬菜、肉、蛋等食品杂合进食，做到"合理调配"。在享受美味的同时增进食欲。"食不语"就是要人们在吃饭时专心致志，自古以来，人们早已认识到专心进食有利于消化的道理。倘若进食时，头脑中仍思绪万千，或边看书报边吃饭，没有把注意力集中在饮食上，心不在"食"。那么，既不会激起食欲，也会影响消化吸收，这是不符合饮食养生要求的。

3. 愉快进食

进食宜在愉快的情绪中进行，这样既有利于激发食欲，又有利于食物的消化，这就是中医学中所说的肝疏泄畅达则脾胃健旺。反之，情绪不好，恼怒嗔恚，则肝失条达，抑郁不舒，致使脾胃受其制约，影响食欲，妨碍消化功能。古有"食后不可便怒，怒后不可便食"之说。故于进食前后，均应注意保持乐观情绪，力戒忧愁恼怒，不使其危害健康。另外，进食的环境要宁静、整洁。进食的气氛要轻松愉快,或放一些轻松柔快的乐曲,如高级别的宴会都会有音乐或舞蹈助兴,就是这个道理,这样利于增进食欲及加强消化功能。

(七)食后养生

进食之后,为了帮助消化食物,应做一些必要的调理。

1. 食后漱口

进食后,口腔内容易残留一些食物残渣,若不及时清除,往往引起口臭,或发生龋齿、牙周病。早在汉代,《金匮要略》中即有"食毕当漱口数过,令牙齿不败口香"之说。《红楼梦》中就详细描述了大家族吃饭前后的漱口过程,说明古代的达官贵人、官宦人家十分注重口腔保健,可见经常漱口可使口腔保持清洁,牙齿坚固,并能防止口臭、龋齿等疾病。

2. 食后摩腹

《千金翼方》说:"平日点心饭讫,即自以热手摩腹。"又说:"中食后,还以热手摩腹。"食后摩腹的具体方法是:进食一小时以后,双手搓热,以肚脐为中心自左而右热手摩腹,连续做20~30次。这种方法有利于腹腔血液循环,促进胃肠消化功能。经常进行食后摩腹,不仅于消化有益,对全身健康也有好处,是一种简便易行,行之有效的养生法;需要注意的是摩腹的动作不宜太剧烈,一般轻揉即可。

3. 食后散步

俗话说:"饭后百步走,活到九十九。"食后不宜立即卧床休息。饭后宜做一些从容缓和的活动,于健康有益。《千金要方》说:"食毕当行踌躇……饱食即卧,乃生百病。"李东垣曾说:"饥而睡不安,则宜少食;食饱而睡不安,则宜少行坐。"进食后,活动身体,有利于胃肠蠕动,促进消化吸收,而以散步是最好的活动方式。需要注意的是,饭后宜休息15分钟左右再散步,不提倡饭后立即散步,散步至少在30分钟左右,这样才有比较好的效果。

如果在饭后边散步,边摩腹,则效果更佳。《千金翼方》将其归纳为:"食后,还以热手摩腹行一二百步,缓缓行,勿令气急,行讫,还床偃卧,四展手足,勿睡,顷之气定。"这是一套较为完整的食后养生方法,后世多所沿用,实践证明行之有效。

(八)饮食养生的方法

常见的饮食养生方法有以下几种:

1. 平补法

平补法有两种含义,一种是不热不寒,性质平和的食物,多数粮食、水果、蔬菜,部分禽、蛋、肉、乳类等都是,如粳米、玉米、扁豆、白菜、鹌鹑、鹌鹑蛋、猪肉、牛奶等。一种是既补气,又能补阴或既能补阳,又能补阴的食物。如山药、蜂蜜既补脾肺之气,又滋脾肺之阴。枸杞子既滋肾阴,又补肾阳等,这些食物适用于大多数普通人保健。

2. 清补法

清补法是应用补而不滋腻碍胃,性质平和或偏寒凉的食物,有时也以泻实性食物祛除实证,如清胃热,通利二便,加强消化吸收,推陈而致新,以泻中求补。常用的清补食物有萝卜、冬瓜、西瓜、小米、苹果、梨、黄花菜等,以水果、蔬菜居多。

3. 温补法

温补法是应用温热性食物进行补益的方法。适用于阳虚或气阳亏损,如肢冷、畏寒、乏力、疲倦;小便清长而频或水肿等患者,也常作为普通人的冬令进补食物。如核桃仁、大枣、龙眼肉、猪肝、狗肉、羊肉、鸡肉、鲇鱼、鳝鱼、海虾等。

4. 峻补法

峻补法是应用补益作用较强,显效较快的食物来达到急需补益的目的。此法的运用,应注意体质、季节、病情等条件,需做到既达到补益目的,而又无偏差。常用的峻补食物有羊肉、狗肉、鹿肉、鹿胎、鹿尾、鹿肾、甲鱼、熊掌、鳟鱼、黄花鱼、巴鱼等。

第六节　饮食养生的食品种类

根据历代本草文献记载,具有养生和辅助治疗疾病作用的食物有几百种,大约分29类

一、补气类食物

补气类(用于气虚病证)食物　粳米、糯米、小米、黄米、大麦、山药、莜麦、籼米、马铃薯、大枣、胡萝卜、香菇、豆腐、鸡肉、鹅肉、鹌鹑、牛肉、兔肉、狗肉、青鱼、鲢鱼。

二、补血类食物

补血类(用于血虚病证)食物　桑葚、荔枝、松子、黑木耳、菠菜、胡萝卜、猪肉、羊肉、牛肉、羊肝、甲鱼、海参、平鱼。

三、助阳类食物

助阳类(用于阳虚病证)食物　枸杞菜、枸杞子、核桃仁、豇豆、韭菜、丁香、刀豆、羊乳、羊肉、狗肉、鹿肉、鸽蛋、雀肉、鳝鱼、海虾、淡菜。

四、滋阴类食物

滋阴类(用于阴虚病证)食物 银耳、黑木耳、大白菜、梨、葡萄、桑葚、牛奶、鸡蛋黄、甲鱼、乌贼鱼、猪皮。

五、行气类食物

行气类(用于气滞病证)食物 香橼、橙子、柑皮、佛手、柑、荞麦、高粱米、刀豆、菠菜、萝卜、韭菜、茴香菜、大蒜、火腿。

六、活血类食物

活血类(用于血瘀病证)食物 桃仁、油菜、慈姑、茄子、山楂、酒、醋、蚯蚓、蚶肉。

七、止血类食物

止血类(用于出血病证)食物 黄花菜、栗子、茄子、黑木耳、刺菜、乌梅、香蕉、莴苣、枇杷、藕蕊、槐花、猪肠。

八、驱虫类食物

驱虫类(用于虫积病证)食物 榧子、大蒜、南瓜子、椰子肉、石榴、醋、榛子、乌梅。

九、消导类食物

消导类(用于食积病证)食物 萝卜、山楂、茶叶、神曲、麦芽、鸡内金、荷叶。

十、温里类食物

温里类(用于里寒病证)食物 辣椒、胡椒、花椒、八角茴香、小茴香、丁香、干姜、蒜、葱、韭菜、刀豆、桂花、羊肉、鸡肉。

十一、收涩类食物

收涩类(用于滑脱不固病证)食物　石榴、乌梅、芡实、高粱、林檎、莲子、黄鱼、鲶鱼。

十二、平肝类食物

平肝类(用于肝阳上亢病证)食物　芹菜、番茄、绿茶。

十三、通便类食物

通便类(用于便秘病证)食物　菠菜、竹笋、番茄、香蕉、蜂蜜。

十四、安神类食物

安神类(用于神经衰弱、失眠病证)食物　莲子、百合、龙眼肉、酸枣仁、小麦、秫米、蘑菇、猪心、石首鱼。

十五、健脾和胃类食物

健脾和胃类(用于脾胃不和病证)食物　南瓜、包心菜、芋头、猪肚、牛奶、柚、木瓜、栗子、大枣、粳米、糯米、扁豆、玉米、无花果、胡萝卜、山药、白鸭肉、醋、芫荽。

十六、健脾化湿类食物

健脾化湿类(用于湿阻脾胃病证)食物　薏苡仁、蚕豆、香椿、大头菜。

十七、祛风湿类食物

祛风湿类(用于风湿病证)食物　樱桃、木瓜、五加皮、薏苡仁、鹌鹑、黄鳝、鸡血。

十八、利尿类食物

利尿类(用于小便不利、水肿病证)食物　玉米、赤小豆、萝卜、黑豆、西瓜、冬瓜、葫芦、白菜、白鸭肉、鲤鱼、鲫鱼。

十九、散风寒类食物

散风寒类（用于风寒感冒病证）食物　菜叶、豆豉、阳桃。

二十、清热泻火类食物

清热泻火类（用于内火病证）食物　茭白、蕨菜、苦菜、苦瓜、松花蛋、百合、西瓜。

二十一、清热生津类食物

清热生津类（用于燥热伤津病证）食物　甘蔗、番茄、山楂、柑、柠檬、苹果、甜瓜、甜橙、荸荠。

二十二、清热燥湿类食物

清热燥湿类（用于湿热病证）食物　香椿、荞麦。

二十三、清热凉血类食物

清热凉血类（用于血热病证）食物　藕、茄子、黑木耳、蕹菜、向日葵子、芹菜、丝瓜。

二十四、清热解毒类食物

清热解毒类（用于热毒病证）食物　绿豆、赤小豆、豌豆、苦瓜、马齿苋、蓟菜、南瓜。

二十五、清热利咽类食物

清热利咽类（用于内热咽喉肿痛病证）食物　橄榄（青果）、罗汉果、荸荠、鸡蛋白。

二十六、清热解暑类食物

清热解暑类（用于暑热病证）食物　西瓜、绿豆、赤小豆、绿茶、椰汁。

二十七、清化热痰类食物

清化热痰类(用于热痰病证)食物　白萝卜、冬瓜子、荸荠、紫菜、海蜇、海藻、海带、鹿角菜。

二十八、温化寒痰类食物

温化寒痰类(用于寒痰病证)食物　洋葱、杏子、芥子、生姜、佛手、香橼、桂花、橘皮。

二十九、止咳平喘类食物

止咳平喘类(用于咳嗽喘息病证)食物　百合、梨、枇杷、落花生、杏仁、白果、乌梅、小白菜。

第七节　中医保健食品

一、中医保健食品的概念

中医保健食品是在中医理论指导下,精选食物和补益药物,按传统食品风味加工制作的具有一定保健医疗作用的加工食品,俗称"药膳""寿膳""御膳"等。现代保健品的一般分两大类:一类是营养强化剂,如补充各种矿物和维生素;另一类是具有保健功能和疾病预防功效的食品,中医保健品指后者。

保健食品疗法与药物疗法有本质的不同,前者主要利用食物(肉果菜之类),并以饮食物的形式运用;后者主要用药物,并以药剂的形式运用。前者适应范围广泛,主要针对健康人群、亚健康人群,其次才是患者;是作为药物或其他治疗措施的辅助手段,绝不能代替药物治疗。后者针对病人,是治疗和预防疾病最主要的方法。千万不可混淆,特别提醒的是有的商家肆意夸大保健品的功效,有相当多患者被误导,轻信通过保健品可以达到治疗疾病的目的,这是完全错误的,也是保健品使用的主要误区。中医在长期的发展和总结中,积累了相当丰富的有关保健食品的食用方法和制剂种类,经过长期的食用证明有很好的保健功效,不仅能强身健体防治疾病、延缓衰老,而且还给人以感官上和精神上的享受,属于自然疗法的一种,易于人们接受,这是值得肯定和继承发扬光大的。

二、中医保健食品的分类

中医保健食品按类型和应用习惯大体可分为饮料、主食品和副食品三大类。

(一)保健饮料

古代常用的饮料有汤、饮、酒、浆、乳、茶、露、汁等。其中茶、酒最为普遍,《千金翼方》中的"耆婆汤"用酥、生姜、薤白、酒、白蜜、油、椒、胡麻仁、橙叶、豉、糖共煮沸,冷却后装入瓷器中密封以备饮服。酒剂是将药或有药效的食物经酒浸泡过滤后制成。如《食治养老方》的桂心酒就用桂心末一两,清酒六合,将酒加热,下桂心末调之。频服,主治老人冷气心痛,缴结气闷。清代费伯雄的《食鉴本草》中所载的"猪肾酒"以童便二盏,加酒一盅,猪肾一副,用瓦瓶泥封,晚时慢火养熟,至五更初,火温开瓶食腰子、饮酒,可治肾虚腰痛。茶类用以作食治的如《饮膳正要》中的枸杞茶、玉磨茶、金字茶、紫笋雀舌茶、川茶、藤茶、西番茶、燕尾茶等,多为单独茶叶或与某些药物混合所制成,可达到某些食治食养的目的。如枸杞茶是以枸杞或加茶叶、菊花、糖等配料冲制而成的饮料。一般用杭白菊、枸杞各10克加入大茶壶内,加入热开水,10分钟后便可饮用。有养精益气、温热滋补、瘦身减肥的功效。近代所制的"减肥茶""降压茶"等都属传统药茶的发展。露的制法为:凡谷菜果瓜草木花诸品具有水性之物(即含有水分之意),皆取其新鲜及时,依法入甑,蒸馏得水,名之为露。《随息居饮食谱》中谓:"诸露生津解热,诚为妙品。"如目前常用的金银花露、地骨皮露等,金银花露有清热解毒作用。汁是新鲜水果或甘蔗、芦根等所榨的汁,如健肺益寿"五汁饮"有生津止渴、润肺止咳、清热解暑的作用,将梨、猕猴桃、杏、荸荠、无花果五种果实各 50 g 榨汁,加适量蜂蜜即可饮用,现代研究表明"五汁饮"还有抗癌作用,尤其对食道癌有很好的功效。

(二)保健食品

保健医疗主食品,种类较多,常用的有以下几种:

1. 饼类

有索饼、煎饼、药烧饼等品种。索饼原意指素饼,后引申为普通的面饼。《圣济总录》中的羊肉索饼以羊肉面粉等为原料制成,可治脾胃气弱。煎饼是以少量的油煎成的饼,有治疗脾胃气弱、见食呕逆、瘦劣的作用。如《太平圣惠方》中的"药烧饼",用羊肉 500 g,肉苁蓉 4 两(酒浸 1 宿,刮去皱皮),附子 1 两(炮裂,去皮脐),干姜半两(炮裂,锉),胡椒 1分,时萝 1 分,荜茇 1 分,诃黎勒半两(煨,用皮),芜荑半两,白面 5 L,制成馅饼,每日空腹食 1 个,有暖腰肾、缩小便的作用,主治五劳七伤,大肠泻痢。

2. 米饭

米饭以粳米、糯米为主，加入其他食物或药物，如大枣、龙眼肉、山药、党参等，经蒸煮而成。主要具有补气益脾或养血作用。

3. 粥类

粥类一般以粳米、糯米、小米等粮食为主，或酌加其他食物或药物，加水煮成半流质状。适应范围较广。例如暑天人们常食绿豆粥或荷叶粥有防暑的作用，《圣惠方》中的莲肉粥有养神益脾固精的作用。粥也是病后及妇女产后进行调理的上佳食品。

4. 糕类

糕类多用米粉制成，如治小儿伤食脾胃虚弱的"八仙糕"，即由人参、茯苓等药物加白糖、糯米粉等蒸煮而成。如《山家清供》中的蓬糕采用嫩白莲熟煮，去皮取芯切碎和以米粉加白糖蒸熟，有补益的作用。

5. 馄饨

如《圣济总录》中的胡椒馄饨可治气痢；《饮膳正要》中的鸡头粉馄饨能补中益气，适宜于体质虚弱者食用。将羊肉 250 g、草果 2 个、豌豆 100 g、陈皮末、生姜末、生姜汁、木瓜汁、鸡头粉、豆粉各适量，葱、食盐少许和成馅儿包馄饨即可食用。

6. 馒头、包子

馒头、包子类如《饮膳正要》中的呛馒头、茄子馒头、天花包子等。茄子馒头，用茄子一根，鸡蛋一个，鸡脯肉 150 g，加姜、葱末、少许胡椒、盐、香菜等制馅儿包成包子，有防止高血压、冠心病、动脉硬化和脑出血的作用以及补益强壮的作用。

7. 蜜饯

一般选用水果或瓜菜等，加水或药液适量煎煮，待水或药液将煮干时，加入蜂蜜或砂糖，以小火煮透，收汁即成。一般具有滋养、和胃、润燥生津的功效。如金橘蜜饯，金橘有理气、解郁、化痰、止渴、消食、醒酒的功效，能增强机体抗寒能力，金橘蜜饯可以防治感冒、降低血脂。适宜胸闷郁结，不思饮食，或伤食饱满，醉酒口渴之人食用。

8. 蜜膏

一般选取滋养性食物加水煎煮，取汁液浓缩至一定稠度，然后加入炼制过的蜂蜜或白糖，再浓缩至呈半固体状。食用时加沸水化服。具有滋养润燥作用，如桑葚膏可滋补肝肾，秋梨蜜膏可润肺清肺，生津止咳等。

（三）保健副食品

保健副食品，包括具有保健功效的菜肴类食品，以及以中医理论为指导，采用一定的中药与相应的食物搭配调制而成的药膳保健食品。

1. 菜肴类食品

菜肴类食品从其调制加工的方法来看，有炙、蒸、煎、烩、炒、烧、煮、炸、炖、爆、熬、渍、腻等多种。从其形式来看又有汤、羹、胗、灌、肠、鸡、鸭、鱼、肉等加入药物或其他食品作料烹调的肴馔。清代的《本草述钩元》一书中的葱白冬瓜炆鲤鱼,以葱6根,冬瓜500g,鲤鱼500g,洗净去肠留鳞,用文火炖熟,加油盐调味,佐餐食之,鲤鱼有健脾开胃、利尿消肿、止咳平喘、安胎通乳、清热解毒等功能。鲤鱼与冬瓜、葱白煮汤,具有补肾利湿的作用。类似的特殊菜肴在祖国医学文献中有非常丰富的记载,且其治疗作用非常明显。

2. 药膳保健食品

药膳保健食品是以滋补药为主,或其他特定药物作为原料,按照一定的组方,经过精心炮制加工,再与特定的食物配合烹调而成。它是取药物之性,用食物之味,食借药力,药助食威,相辅相成,相得益彰的一种食疗方法。药膳建立在中医的理论基础上,符合中医的阴阳五行,辨证施治学说。

药膳的种类很多。根据配方之不同,可分为滋补健身、防病治病两大类,如补气、补血、滋阴、壮阳、清热、利尿、消食、理气、安神以及益智、防衰、益寿等。根据制作方法的不同,可分为粥类、汤类、饭糕类、菜肴类、酒类等。这些不同类型的药膳配制,都应针对机体的需要和药食的性能功效而定。在制作药膳时除了以中医理论指导之外,还应符合营养学的观点,力求色、香、味俱佳。我国中药资源甚为丰富,为药膳的制作提供了得天独厚的条件。在目前常用的5000种中草药药材中,药膳食品就有500种左右,如冬虫夏草、天麻、人参、贝母、黄芪、山药、茯苓、当归、白术、首乌、燕窝等。药膳有四季五补之分。如春天万物生发向上,适宜升补,可食用首乌肝片、人参米肚鹦乌发汤等药膳制品;夏天炎热,人喜凉快,适宜清补,可服用解暑益气汤,当归、墨鱼、二仁、全鸡、荷叶凤脯等药膳制品;秋天气候凉爽,适宜平补,可食用参麦团鱼、雪花鸡、贝母雪梨等药膳制品;冬季气候寒冷,适宜滋补,以服鹿肾长龟汤、龙马童子鸡、牛肉汤、乾坤蒸狗、双鞭壮阳汤等药膳为宜。而四季通补的则有豆蔻馒头、茯苓包子、人参汤圆、银耳羹、十全大补汤等。

第八节　食物配伍应用与禁忌

一、食物配伍

在生活和临床中为了增强食物的效用和可食性,常常把不同的食物搭配起来应用。这种搭配关系,称为食物的配伍或食药配伍。根据食药同理、同用的原理,食物的配伍,或食药配伍,基本依照药物配伍的"七情"理论。

食物的配伍,基本分为协同与拮抗两个方面。食物的协同配伍方面包括"相须"和

"相使",拮抗方面包括"相畏""相杀""相恶"和"相反"。

1. 相须相使

性能基本相同或某一方面性能相似的食物互相配合,能够不同程度地增强原有食疗功效和可食性。如百合炖梨,共用有清肺热,养肺阴之功效。雪羹汤中的荸荠与海蜇共用有清热化痰之功效等。

2. 相畏相杀

当两种食物同用时,一种食物的毒性或副作用能被另一种食物降低或消除。在这种相互作用的关系中,前者对后者来说是相畏,而后者对前者来说是相杀。如扁豆中植物血凝素的不良作用能被蒜减轻或消除;乌头、附子毒性可被蜂蜜、绿豆解除;大蒜可防蘑菇中毒等,均属于这种配伍关系。

3. 相恶

两种食物同用后,由于相互牵制,而使原有的功能降低,甚至丧失。产生这种配伍关系的食物其性能基本上是相反的,如萝卜能减弱补气类食物(如鹌鹑,燕窝,山药,人参、山鸡等)的功效,绿豆、鲜萝卜、西瓜等能减弱羊肉、牛肉、狗肉的温补气血的功效。

4. 相反

两种食物同用时,能产生毒性反应或明显的副作用,形成了食物的配伍禁忌。据前人的经验,食物的配伍禁忌比药物的配伍禁忌(十八反,十九畏)多,如柿子忌茶、白薯忌鸡蛋、葱忌蜂蜜、萝卜与木耳不能同煮等。如药食合用,则有海藻反甘草,鲫鱼反厚朴等。关于组合食物禁忌,属于经验总结,目前尚缺少科学的结论,有待进一步的收集、整理和研究。

在多数情况下,食物通过配伍后,不仅可以增强原有的功效,还可以产生新的功效,并且还可改善食物的色、香、味、形,增强其可食性,提高人们的食欲。这是配伍的优越性,也是食物应用的较高形式。相须,相使的配伍关系,能够增强食物功效,又可增强可食性,这正是食疗所希望达到效果。

二、饮食应用禁忌

祖国医学是很重视饮食宜忌的,后世医家在实践中不断发展总结,形成了一套为人们所遵循的理论和学说。中医学根据几千年的实践,在治病防病中提出不同的饮食宜忌,其总的原则是以食物的四气五味调整人体的阴阳偏胜,达到促进健康和治疗疾病的目的。

主要有:

1. 病中饮食禁忌

病疾的饮食宜忌是根据病疾的寒热虚实、阴阳偏胜,结合食物的四气五味、升降浮沉及归经等特点来加以确定的。如《黄帝内经·素问·论篇第三十》还具体地指出:"病热少愈,食肉则复,多食则遗(腹泻),此其禁也。"患病期间食忌概括为以下几类。

(1)冷饮、冷食、大量的生蔬菜和水果,为脾胃虚寒腹泻患者所忌。

(2)黏滑糯米、大麦、小麦等所制的米面食品,为脾虚纳呆或外感初起患者所忌。

(3)油腻荤油、肥肉、油煎炸食品、乳制品(奶、酥、酪),为脾湿或痰湿患者所忌。

(4)腥膻海鱼、无鳞鱼(平鱼、巴鱼、带鱼、比目鱼等)、虾、蟹、海味干贝、淡菜、鲍鱼干、羊肉、狗肉、鹿肉,为风热证、痰热证、斑疹疮疡患者所忌。

(5)辛辣葱、姜、辣椒、花椒、韭菜、酒、烟叶,为内热证患者所忌。

(6)发物指能引起旧疾复发,新病增重的食物。除上述腥膻、辛辣等食物外,尚有一些特殊的食物,如荞麦、豆芽、苜蓿、鹅肉、鸡头、鸭头、猪头、驴头肉等,属于发物类,为哮喘、动风、皮肤等病患者所忌。

2. 根据病性饮食宜忌

临床上常见的寒、热、虚、实的饮食宜忌如下:

(1)寒证宜忌的原则为益气温中、散寒健脾。宜食温性热性食物,忌用寒凉、生冷食物。

(2)热证宜忌的原则为清热、生津、养阴。宜食寒凉平性食物,忌食温燥伤阴食物。

(3)虚证:阳虚者宜温补,忌用寒凉;阴虚者宜滋补、清淡,忌用温热。一般病证病人忌吃耗气损津、腻滞难化的食物。阳虚病人不宜过食生冷瓜果、冷性及性偏寒凉的菜肴食物。阴虚病人则不宜吃辛辣刺激性食物,如葱、大蒜、辣椒、生姜之类。由于虚证患者多数有脾胃功能的减退,难于消化、吸收,因此也不宜吃肥腻、油煎、质粗坚硬的食物,食物应采用清淡而富于营养的为宜。

(4)实证是指邪气盛为主的病证,其饮食也应该根据不同的病情而禁忌,常见实证如水肿忌盐、消渴忌糖,这些是最具针对性的食治措施。

3. 服药中的饮食禁忌

病人服中药时有些食物对所服药物有不良的影响,则应忌服。《伤寒论》《金匮要略》中指出:服药时忌生冷、黏腻、肉、面、五辛、酒、臭物等。服药期间对某些食物的禁忌,前人称为服药禁忌,也就是通常所说的忌口,一般有甘草、黄连、桔梗、乌梅忌猪肉;薄荷忌鳖肉;茯苓忌醋;鳖鱼忌苋菜;鸡肉忌黄鳝;蜜忌葱;天门冬忌鲤鱼;白术忌大蒜、桃、李;人参忌萝卜;土茯苓忌茶等。

当然,上述禁忌不是绝对的,应结合现代研究加以科学论证,使这些前人的经验总结更好地为人类服务。

(编写:苏红卫、小杨艳、汤艳)

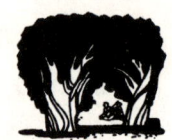

第三章 食 疗

食疗就是用食物代替药物而使疾病得到治疗、使人体恢复健康,以达到治疗疾病和促进健康的目的。《黄帝内经·素问·五常政大论》指出"大毒治病,十去其六;常毒治病,十去其七;小毒治病,十去其八;无毒治病,十去其九。谷肉果菜,食养尽之,无使过之,伤其正也。"此论述高度评价了食疗养生的作用,是食疗养生的重要理论。现代医学证明,决定人口素质的三大因素是遗传、营养和教育,因此食物是最好的医药。中国食疗文化源远流长,博大精深,早在周朝就有专门管食疗的食医,是世界上最早的专门医生,即有病先从食物调理,这是最高明的医生。食疗的历史可追溯到殷商时期,商代的大臣伊尹改革了烹饪器具,并发明了羹和汤液等食品,开创了煮食和去渣喝汤的饮食方法,食疗的历史就此开启。经过唐、宋、元、明、清近千年的发展,食疗著作浩如烟海,历代医家、养生家积累了丰富的食疗经验和食疗方,许多食疗方经过历史长期的检验并被证明疗效确切,行之有效,简单易行,无毒副作用,因此食疗是中华文化的瑰宝。

第一节 食疗的概念与作用

一、食疗与食补的概念

食疗即利用食物来调节机体各方面的功能,使其获得健康或愈疾防病的一种方法。食补就是通过调整平常饮食种类和方式等,以求维护健康治疗疾病的一种方法,包括两层意思:一是补养虚衰之体;二是补充人体缺乏的某些营养成分,达到祛病延年,养生益寿的目的。通常认为,食物是为人体提供生长发育和健康生存所需的各种营养的可食性物质。

同时中医很早就认识到食物不仅能营养,而且还能疗疾祛病。如近代医家张锡纯在《医学衷中参西录》中曾指出:食物"病人服之,不但疗病,并可充饥;不但充饥,更可适口,用之对症,病自渐愈,即不对症,亦无他患"。可见,食物本身就具有"养"和"疗"两方面的作用。而中医则更重视食物在"养"和"治"方面的特性。目前,中医食疗,作为一种比较理想而有效的医疗保健方法,越来越受到我国医药学和营养学界的重视,并已成为现代人体医疗保健综合措施中的一个重要组成部分,食疗是一种科学的健体之术。

二、食疗的历史

原始人类在与自然界斗争的过程中,逐渐发现了有些动、植物既可充饥又可保健疗疾,积累了很多宝贵的经验。随着社会的进步,人们认识并开始利用火。《礼含文嘉》中记载:"燧人氏钻木取火,炮生为熟,令人无腹疾,有异于禽兽。"可见火的发现是人类的一次进步,对饮食结构多样化具有深远的意义。

随着陶器的出现和使用,烹调方法日益多样化,食物的味道也更加可口。此时期还出现了酒,在《吕氏春秋》中就已有"仪狄作酒"的记载,但最初只限于粮食作物和果实自然发酵而成的酒,此后又出现了复合成分的食用酒和药用酒。

商代的大臣伊尹改革了烹饪器具,并发明了羹和汤液等食品,开创了煮食和去渣喝汤的饮食方法,开启了食疗的历史。公元前5世纪的周代,出现了专门掌管饮食营养保健的"食医"。此后,醋、酱、糖、豆腐等调料及食品也相继出现。

东汉名医张仲景治疗外感病时服桂枝汤后要"啜热稀粥一升余以助药力",在服药期间还应禁忌生冷、黏腻、辛辣等食物,可见其对饮食养生及其辅助治疗作用的重视。

隋唐时期有很多食疗专著问世,如孙思邈的《千金要方》卷二十六专论食治,他主张"为医者,当晓病源,知其所犯,以食治治之,食疗不愈,然后命药",体现了"药治不如食治"的原则。此后《食疗本草》《食性本草》等专著都系统记载了一些食物药及药膳方。宋代的《圣济总录》中专设食治一门,介绍各种疾病的食疗方法。宋代陈直著有《养老奉亲书》,专门论述老年人的卫生保健问题,重点谈论了饮食营养保健的重要作用。元代饮膳太医忽思慧编撰的《饮膳正要》一书,继承食、养、医结合的传统,对健康人的饮食做了很多的论述,堪称我国第一部营养学专著。明代李时珍的《本草纲目》收载了谷物、蔬菜、水果类药物300余种,动物类药物400余种.皆可供食疗使用。此外,卢和的《食物本草》、王孟英的《随息居饮食谱》及费伯雄的《费氏食养三种》等著作的出现,使食疗养生学得到了全面的发展。

三、食疗和食补的优点

"民以食为天",人每天进食在三餐以上,因此食疗和食补实施起来简单方便,且恰当的食疗几乎不会产生毒副作用。而药物治病则不然,俗话讲"是药三分毒",长期使用往往会产生各种副作用和依赖性,而且还对人体的脏器如肝脏、肾脏造成损伤甚至危及生命。

食疗和食补所用的食物多数都是我们日常生活中的平凡之物,一般价格低廉,能够很好地坚持,如长期用荷叶泡水喝有很好的降脂作用,且不易反弹,这是昂贵的医药所无法比拟的。

食疗具有无痛苦的优点,让人们在享受美食的过程中祛除病痛,避免了打针、吃药,甚至手术之苦。需要注意的是食疗虽然对防病治病有很好的功效,但不等于食疗能包治百病、更不能代替药物治疗疾病,这一点应十分明确。

四、食疗和食补的原则

(一)辨证施膳

辨证施治是食疗和食补的指导原则,因人而异,不能千人一方,万人同物;必须在正确辨证的基础上进行选食配膳,才能达到预期的效果。否则,不仅于病无益,反而会加重病情。如神疲气短、倦怠懒言、舌质淡、脉虚无力等为虚证;形体壮实、脘腹胀满、大便秘结、舌质红、苔厚苍老、脉实有力等为实证;怕冷喜暖、手足不温、舌淡苔白、脉迟等为寒证;口渴喜冷、身热出汗、舌红苔黄、脉数等为热证。根据中医"虚者补之""实者泻之""热者寒之""寒者热之"的治疗原则,虚证患者以其阴阳气血不同之虚,分别给予滋阴、补阳、益气、补血的食疗食品治之;实证患者应根据不同实证的证候,给予各种不同的祛除实邪的食疗食品,如清热化痰、活血化瘀、攻逐水邪等;寒性病证,给予温热性质的食疗食品治之;热性病证,给予寒凉性质的食疗食品治之。另外,在辨证施膳的时候,还必须考虑个人的体质特点和气候因素。例如形体肥胖之人多痰湿,宜多吃清淡化痰的食品;形体消瘦之人多阴虚血亏津少,宜多吃滋阴生津的食品。春季万物始动、阳气发越,此时要少吃肥腻、辛辣之物,以免助阳外泄,应多食清淡之菜蔬、豆类及豆制品;夏季炎热多雨,宜吃些甘寒、清淡、少油的食品,如绿豆、西瓜、鱼、鸭肉等;秋季万物收敛、燥气袭人,宜吃些滋润性质的食品,如乳类、蛋类等;冬季天寒地冻、万物伏藏,此时最宜吃些温热御寒之品,如羊肉、狗肉、干姜等。

(二)全面、均衡、适宜

《黄帝内经》指出"五谷为养,五果为助,五畜为益,五菜为充,气味合而服之,以补精益气"就是对全面、均衡和适宜的最好解读。现代营养学要求在饮食内容上尽可能做到多样化,讲究荤素食、主副食、正餐和零食等之间的合理搭配。同时应注意均衡、适宜,不偏食、不过食或不食某种食物,《论语》指出:"食不厌精,脍不厌细。食馋而馊,鱼馁而肉败,不食。色恶,不食。臭恶,不食。失饪,不食。不时,不食。割不正,不食。不得其酱,不食。肉虽多,不使胜食气。惟酒无量,不及乱。沽酒市脯不食。不撤姜食,不多食。"可见在春秋战国时代人们已经认识到食物"全面、均衡、适宜"的食疗、食补原则。西方饮食结构其肉类消费远远超过东方民族的需求,蔬菜消费则远远低于东方民族身体需求,长期这样的饮食结构是慢性病发生的主要诱因,特别是恶性肿瘤、冠心病、糖尿病、高血压等基本与这种饮食结构有密切关系。所以,为了保持身体健康,必须遵循全面、均衡、适宜的食疗和食补原则,并与自己民族饮食结构相适应。

(三)食饮有节

"食饮有节"是养生的重要原则,它与"饮食有节"含义不同。"食饮有节"含有深刻的哲理关系,"食"是解决基本温饱问题,在先,"饮"解决快乐和多样问题,属锦上添花,其次;"有节"是指食物的量恰到好处,还包含进食宜定时、定量,不偏食、不挑食。《黄帝内经》指出:"饮食自倍,肠胃乃伤。"《千金要方》更明确指出饮食过量的害处,要求"不欲极饥而食,食不可过饱;不欲极渴而饮,饮不可过多。饮食过多,则结积聚;渴饮过多,则成痰癖"。

第二节 不同体质的食疗与养生

不同的体质其饮食养生的方法不同,人体主要分平和体质、阴虚体质、阳虚体质、气虚体质、温热体质、血淤体质、痰湿体质、气郁体质、特禀体质等九种体质,其饮食养生方法简介如下:

一、平和体质食疗养生法

平和体质属正常的体质,注意饮食有节制,不要常吃过冷过热或不干净的食物,粗细粮食要合理搭配。

二、阴虚体质食疗养生法

体质特点:形体消瘦,面色潮红,口燥咽干,心中时烦,手足心热,容易失眠,经常大便干结,尿黄,不耐暑热,多喝冷饮,皮肤干燥,脉细数,舌红少苔。若患病则上述诸症更加明显,或伴有干咳少痰,潮热盗汗;或心悸健忘,失眠多梦;或腰酸背痛,眩晕耳鸣,男子遗精,女子月经量少;或肋痛、视物昏花。

饮食应餐宜清淡,远肥腻厚味、燥烈之品。可多吃些芝麻、糯米、蜂蜜、乳品、甘蔗、鱼类、鸭肉、绿豆、冬瓜等甘凉滋润之品,忌食或少食葱、姜、蒜、韭、椒、羊肉、韭菜、辣椒等性温燥烈之品。

三、阳虚体质食疗养生法

体质特点:形体白胖,肌肉不健壮或面色淡白无华,平常怕寒喜暖,常感到手脚发凉,衣服比别人穿得多,夏天不喜欢吹空调,性格多沉静、内向。四肢倦怠,小便清长,大便时稀,唇淡色白,常自汗出,脉沉乏力,舌淡胖。患病可见畏寒蜷卧,四肢厥冷;或腹中绵绵作痛,喜温喜按;或身面浮肿,小便不利;或腰脊冷痛,下利清;或阳痿滑精,宫寒不孕;或胸背彻痛,咳喘心悸;或夜尿频多,小便失禁。

饮食应多食有壮阳作用的食品,如羊肉、狗肉、鹿肉、鸡肉。少食梨、西瓜、荸荠等生冷寒凉食物,少饮绿茶。根据"春夏养阳"的法则,夏日三伏,每伏可食羊肉附子汤一次,配合天地阳旺之时,以壮人体之阳。

四、气虚体质食疗养生法

体质特点:形体消瘦或偏胖,肌肉松软,体倦乏力,面色苍白,语声低怯,常自汗出,日动则尤甚,心悸食少,舌淡苔白,脉虚弱,易累,易感冒。若患病则诸症加重,或伴有气短懒言,咳喘无力;或食少腹胀,大便溏泄;或脱肛,子宫脱垂;或心悸怔忡,精神疲惫;或腰腿酸软,小便频多,男子滑精早泄,女子白带清稀。

饮食应多食用具有益气健脾作用的食物,如黄豆、白扁豆、粳米、糯米、小米、黄米、大麦、山药、马铃薯、大枣、胡萝卜、香菇、豆腐、鸡肉、鹅肉、兔肉、鹌鹑、牛肉、狗肉、青鱼、鲢鱼;少食空心菜、生萝卜等。常食若气虚甚,当选用"人参莲肉汤"补养。

五、温热体质食疗养生法

体质特点:形体壮实,面赤时烦,脸上易生粉刺,声高气粗,喜凉怕热,口渴喜冷饮,常感到口苦、口臭,脾气较急躁,小便热赤,大便熏臭为其特点。

饮食以清淡为主,可多食绿豆、芹菜、黄瓜、藕等甘寒食物。应忌辛辣燥烈食物,如辣椒、姜、葱等。对于牛肉、狗肉、鸡肉、鹿肉等温阳食物宜少食用;可多食水果蔬菜,如香蕉、西瓜、柿子、苦瓜、番茄、莲藕等。酒性辛热上行,阳盛之人勿酗酒。

六、血瘀体质食疗养生法

体质特点:面色晦滞,口唇色暗,眼眶黯黑,肌肤异常干燥,眼睛里的红丝很多,牙龈易出血,舌紫暗或有瘀点,脉细涩或结代。若病则上述特征加重,可有头、胸、肋、小腹或四肢等处刺痛。口唇青紫或有出血倾向,吐血、便黑等,或腹内有症瘕积块,妇女痛经、闭经、崩漏等。

饮食应常食核桃仁、油菜、黑大豆、山楂、醋、玫瑰花等具有活血祛瘀作用的食物,少食肥肉等滋腻之品,酒可少量常饮,山楂粥、花生粥亦颇相宜。

七、痰湿体质食疗养生法

体质特点:形体肥胖,腹部肥满而松软,易出汗,且多黏腻。经常感觉脸上有一层油。嗜食肥甘,神倦,懒动,嗜睡,身重如裹,口中黏腻或便溏,脉濡而滑,舌体胖,苔滑腻。若病则胸脘痞闷,咳喘痰多;或食少,恶心呕吐,大便溏泄;或四肢浮肿,按之凹陷,小便不利或浑浊;或头身重困,关节疼痛,肌肤麻木不仁;或妇女白带过多。

饮食应以清淡为主,可多食冬瓜,少食肥甘厚味,酒类也不宜多饮,且勿过饮;多吃些蔬菜、水果,尤其是一些具有健脾利湿、化痰祛湿的食物,如白萝卜、荸荠、紫菜、海蜇、洋葱、枇杷、白果、大枣、扁豆、薏苡、红小豆、蚕豆、包心菜等。

八、气滞血瘀体质食疗养生法

体质特点:形体消瘦或偏胖,面色苍暗或萎黄,常感到情绪低沉,无缘由地叹气,易失眠。平素性情急躁易怒,易于激动,或忧郁寡欢,胸闷不舒,时欲叹息,舌淡红,苔白,脉弦。若病则胸肋胀痛或窜痛;或乳房小腹胀痛,月经不调,痛经;或咽中梗塞,如有异物,或颈项瘿瘤;或胃脘胀痛,吐酸水,逆嗳气;或腹痛肠鸣,大便泄利不爽;或气上冲逆,头痛眩晕。

饮食应多食一些能行气的食物,如佛手、橙子、柑皮、荞麦、韭菜、茴香菜、大蒜、火腿、高粱米、刀豆、黄花菜、海带、山楂等。

九、特禀体质食疗饮食法

这是一类体质特殊的人群。其中过敏体质的人易对药物、食物、气味、花粉过敏。

饮食应少食荞麦、蚕豆等。居室宜通风良好。保持室内清洁,被褥、床单经常洗晒,可防止对尘螨过敏。

需要注意的是人的体质也不是一直不变的,它不仅随年龄、性别而变化,而且在不同地域和不同季节人的体质也将发生相应的改变。因此应灵活运用。

第三节　四季食疗和养生

一年四季,春生、夏长、秋收、冬藏是一切生物生长、发育的总规律,"人与天地相应",因此也不能例外,所以食疗和养生必须顺应自然规律。《黄帝内经》指出:"春夏养阳,秋冬养阴。"这是四季养生总的原则。

一、春季养生

天人合一是饮食养生的基本理论之一,春生夏长秋收冬藏,人应春夏养阳,秋冬养阴。唐代医家孙思邈指出:"春七十二日,省酸增甘,以养脾气。"明代高濂《遵生八笺》中也记载:"当春之时,食味宜减酸增甘,以养脾气。"意思是说,春季肝旺之时,要少食酸性食物,否则会使肝火更旺,伤及脾胃。此时可以多食一些性味甘平的食品。"春宜纳万物生机",在整个春季里,食养原则是减酸益甘而养脾气。因为春天肝旺容易克伐脾土而引起脾胃病,而酸味是肝之本味,故此时应减酸味,不能再助长肝气以免过旺,这样可以保护脾气不受克伐。甘是脾的本味,为了抗御肝气的可能侵犯,增加甘味以增强脾气,可以此加强机体的防御。

(一)"五味"与春季的关系

食物分为"酸、苦、甘、辛、咸"五味,"五味"指的是性味,注意与味道大致相同,但没有绝对的对应关系。春季饮食调养,宜选辛、甘温之品,忌酸涩。饮食宜清淡可口,忌油腻、生冷及刺激性食物。所谓"酸"不是现在常说的酸性碱性食物的意思,"甘"味食物,不仅指食物的味道有点甜,更重要的是要有补益脾胃的作用,比如大枣和山药。五谷杂粮,大部分都算"甘",性温味甘的食物首选谷类,如糯米、黑米、高粱、黍米、燕麦;蔬果类,如刀豆、南瓜、扁豆、红枣、核桃、栗子等,如果把"甘"理解为多吃糖可就错了。

春天气温升高后,细菌、病毒也活跃,应多吃有利于调节免疫功能的食品,可常吃些有杀菌、抑菌作用的蔬菜,如鱼腥草、大蒜、葱、姜等。比如鱼腥草,现代研究认为它具有较强的抑菌、抗肿瘤作用,焯一下,那种特别的腥味就可以去很多,再略加调料拌为凉菜。

(二)"春困"食补

春天很多人会感到困倦、疲乏、没精打采、昏昏欲睡,还有人出现失眠、头晕、工作精力不集中等现象,这就是"春困"。"春困"是亚健康的一种信号,提示身体可能出现了肺气虚、肺燥热、湿痰、肝阳上亢、肾气虚等。按中医理论,冬天应该养藏,如没做好,没给春天打好基础,万物生发的春季,人的阳气相对不足而导致精神不佳,困意频至。所谓"冬不藏精,春必病温"。然而现代人总是处于生活节奏很紧张状态,不可能按季节调整作息时间表,所以春困症候群越来越明显。

解决春困的关键是要升举阳气。多吃些健脾的食物,如大枣和山药。南瓜、土豆、白薯、芋头,都是补脾的。少吃羊肉等温性食物,不吃辛辣、煎炸烤食品、狗肉、酒类、火锅等热性食物。韭菜微温,补阳,阳气虚的人,可多吃些韭菜。

(三)常吃蔬菜

芹菜,味甘、辛,性凉。入肺、胃、肝经。具有平肝清热,利湿治淋的作用。现代研究证明芹菜含铁量较高,并且含有丰富的维生素和食物纤维,有清肝热、降低血清胆固醇、促进体内废物的排泄、净化血液等作用。

芹菜有水芹和旱芹之分,入药以旱芹为主。脾胃虚弱者不宜多食。

菠菜,味甘,性凉,冷滑,归胃、大肠、膀胱经。能养血、止血,润燥,利五脏,通肠胃,开胸膈,下气,调中,止渴。现在研究认为菠菜还含有女性和中老年人比较容易缺乏的矿物质——镁。菠菜炒熟食,其性平和,对肠胃虚寒病者影响不大;但煮汤食用,却有寒冷滑润之性,因此虚寒症、腹泻以及尿路结石者忌食。菠菜含草酸较多,放在沸水中烫一烫,可以去掉过多的草酸。

韭菜,又叫起阳草,长生韭等。味辛甘、性温、无毒。归经入肝、脾、胃、肾。能补肾益阳,调和脏腑,行气活血,增进食欲,暖胃,下气,散血,除湿。韭菜辛辣温热,虽有壮阳益肾祛寒之功,也能引发皮肤疮毒,多食令人口气发臭和目眩。患有痈疽疮肿及皮肤癣、皮炎、湿毒者忌食。热症、阴虚火亢者慎食。韭菜难以消化,不宜多吃。

油菜,味甘,性凉。入肝、肺、脾经。具有行瘀散血、消肿解毒作用。

卷心菜,又称包心菜。味甘,性平。入肝、肠、胃经。具有清热散结,健胃通络的作用。现代研究证明卷心菜富含营养素及微量元素钼,富含果胶和纤维素,它具有提高人体免疫功能、防癌、抗高胆固醇血症等功用。

山药,味甘,性平。入肺、脾、肾经。具有健脾养胃、补肺、固肾、益精的作用。我国食用山药已有3 000多年的历史,自古以来它就被誉为补虚佳品。现代研究证明,山药最大的特点是能够供给大量的黏液蛋白,这是一种多糖蛋白质,能预防心血管系统的脂肪沉积,保持血管的弹性,同时有一定的降血糖的作用。

芋头,味甘、辛,性平。入脾、胃经。具有解毒消肿、益胃健脾、调补中气、止痛作用。现代研究,芋头是碱性食品,可用来防止胃酸过多症;芋头含有丰富的黏液皂素,能增进食欲,帮助消化。

土豆,味甘,性平。归经入胃、大肠。可补气健脾,和胃调中,适宜于脾虚体弱,神疲乏力,食欲不振,消化不良。土豆含有非常丰富的营养素。对土豆,各国有许多亲昵的称呼,法国人称它为"地苹果",德国人称它为"地梨",俄罗斯人称它为"第二面包"。德国人常用土豆来治疗消化不良,做法是将两颗削了皮的土豆放入果汁机打成汁饮用。土豆中的许多营养素易溶于水,所以去皮后或者切好后尽量不要泡水,以免营养素大量流失。

胡萝卜,味甘,性平,无毒。归脾、肺经。能养血明目,健脾消食,补气生血,行气化滞。现代研究认为胡萝卜富含 α 和 β 胡萝卜素,这是两种强抗氧化剂,能减缓有害物质对细胞的侵害。胡萝卜素是脂溶性物质,最好用植物油或与动物性食品一起烹调。

南瓜,味甘,性平,无毒。归脾、胃、大肠经。能补脾利水,解毒杀虫,退热,止痢,止痛,安胎。清代名医陈修园说:"南瓜为补血之妙品。"现代研究,南瓜含有大量的亚油酸、软脂酸、硬脂酸等,可降压降脂。

二、夏季养生

"夏宜持清净心性",夏季宜吃的食物,一是宜清凉解暑。宜食用清凉食物和各种瓜果,如绿豆、玉米、毛豆、西瓜、冬瓜、黄瓜等,一方面可解暑气,另一方面又可补充因出汗多而损耗的大量体液和矿物质。二是宜以苦为补。苦味虽不那么受欢迎,但其泻火、通下的作用不可低估。苦瓜、啤酒(少量饮用)等可泻心火,减少出汗,保存津液。三是宜芳香祛湿。由于阴雨连绵,气候潮湿,气压低等因素,可影响血液通畅,使人周身乏力,甚至关节酸痛。宜选用藿香、佩兰、生薏仁、陈皮、炒防风等煮汤、熬粥服用,可驱湿除邪。四是宜健脾化湿。同时还应补充微量元素如钾、镁、铁、钙等和维生素。常用的食物蔬菜和水果如大豆、红豆、鲜豌豆、毛豆、油菜、芹菜、菠菜、海带、紫菜、葡萄、香蕉、柠檬、橘子等。动物食品如牛奶、鹅肉、鱼、鳝鱼、兔等应经常食用。同时注意多吃粗粮。

三、秋季养生

秋天,有利于调养生机,去旧更新,为人体最适宜进补的季节。"秋宜进补益之法",因此,稍加滋补便能收到祛病延年的功效。在冬季易患慢性心肺疾病者,更宜在秋天打好营养基础,以增强体内应变能力,在冬季到来时,减少病毒感染和防止旧病复发。

秋季进补,应选用"补而不峻"、"防燥不腻"的平补之品。具有这类作用的食物有茭白、南瓜、莲子、桂圆、黑芝麻、红枣、核桃等。患有脾胃虚弱、消化不良的患者,可以服食具有健补脾胃的莲子、山药、扁豆等。

秋季容易出现口干唇焦等"秋燥"症候,应选用滋养润燥、益中补气的食品,这类食品有银耳、百合等。银耳含有碳水化合物、脂肪、蛋白质以及磷、铁、镁、钙等,具有滋阴、润肺、养胃、生津的补益作用。可用水浸泡发后,煮烂,加糖服食,对治疗和预防"秋燥"有较好的效果;百合也有养肺阴、滋肺燥、清心安神之功效。

秋季,是患有慢性疾病的人进行滋补食疗的好季节,也是健康人进行食补的好季节。通过食补可使人保持健康的体魄、旺盛的精力,从而达到减少疾病和推迟衰老的目的。

秋季食补食物有:

甘蔗:味甘、涩、性平,有滋阴润燥、和胃止呕、清热解毒之功,适用于津液不足所致的口干便秘、咳嗽痰少;胃津不足干呕;热伤津液所致的口渴心烦,为秋令适宜之食补。

芝麻:性味甘平,有养阴润燥、补肾益脑、止咳平喘之功,适用于阴液不足所致的肠燥便秘,皮肤干燥及肝肾精血不足所致的眩晕,头发早白、腰膝酸软;此外,对产后血虚乳汁不足亦有效。

藕:性味甘凉,是止血、生津的良药,富含淀粉、钙、磷、铁及多种维生素,尤其是含维生素 C 最多。

菠菜:性味甘凉,能滋阴润燥,养血止血,通利肠胃,可用于津液不足之口渴欲饮、肠燥便秘、贫血、便血等出血症。

乌骨鸡:乌骨鸡被视为妇科圣药,用作秋冬之际药膳,很有功效,功能滋阴清热,补肝益肾,健脾止泻,常用于虚劳、消渴、崩中、带下等症,对于阴虚之五心烦热、潮热盗汗、消瘦、咽干颧赤、咳嗽效果更好。

猪肺:味甘、性微寒,功能补肺,若是肺虚咳嗽,可用猪肺一具,切片,麻油炒熟,同米煮粥食;或猪肺洗净后,放入杏仁 15 g,炖熟食之。祖国医学认为肺与秋令相应,故猪肺在秋季多食之,"以脏补脏"。

豆浆:是将大豆浸泡,磨为汁,滤去渣,经煮熟而成。性味甘平,功能补虚润燥,清肺化痰、通淋。常用于身体虚弱及产后气血不足。久病肺虚咳嗽及痰火哮喘以及淋症。

饴糖:味甘、微温,有补虚、润肺、止咳、缓气止痛的作用。本品富含营养物质,它是由糯米、粳米、麦、栗等磨粉,经过蒸煮,加入麦芽经发酵糖化而成的糖类食品,可用于体虚者及小儿、产妇的滋养品;对于肺虚或肺燥痰少、乏力咳嗽亦有疗效;此外,还适用于脾胃阳虚或气虚所致的脘腹疼痛。

鸭蛋:味甘咸,性凉,功能滋阴、清热,可用于阴虚所致的咳嗽痰少,咽干痛,以及肺胃虚热所致的口渴、痰咳、便干等症。

蜂蜜:既是滋补佳品,又是治疗多种疾病的良药。蜂蜜含果糖 39%,葡萄糖 34%,这两种单糖均能直接供给热量,补充体液,营养全身。对于津液不足诸症,脾胃阴亏或气虚所致的胃脘疼痛等均有一定疗效。

四、冬季养生

冬季气候严寒,自然界的动植物均处于收藏蛰伏的状态。人也同样顺应着自然界的变化,因此"冬宜藏真元之气",进入冬藏季节,正像《黄帝内经》所说:"春生、夏长、秋收、冬藏,是气之常也;人亦应之。"又说:"冬三月者为封藏。"也就是说,一到冬三月,正是养精蓄锐的大好时期,这时人的皮肤肌腠比较致密,汗出较少,摄取的营养物质也容易贮藏起来,况且在冬令季节里,人的食欲也比较旺盛,所以这时进补正是最好的时节,冬至以后尤为相宜。

寒冷对人体的影响是多方面的。首先是影响机体激素调节,促进蛋白质、脂肪、碳水化合物三大营养素的代谢分解加快,尤其是脂肪代谢分解加快;其次是影响机体的消化系统,使人提高食欲并消化吸收也较好;第三是影响机体的泌尿系统,排尿相应增多使钙、钾、钠等矿物质流失也增多。因此,这些变化都需要相应的营养素进行合理调节,以防机体在冬天环境中出现上述一些生理变化,具体应做到以下几点要求:

(一)增加御寒食物的摄入

在寒冷的冬季,往往使人觉得因寒冷而不适,而且有些人由于体内阳气虚弱而特别怕冷。因此,在冬季要适当用具有御寒功效的食物进行温补和调养,以起到温养全身组织、增强体质、促进新陈代谢、提高防寒能力、维持机体组织功能活动、抗拒外邪、减少疾病的发生。在冬季应吃性温热御寒并补益的食物,如羊肉、狗肉、甲鱼、虾、鸽、鹌鹑、海参、枸杞、韭菜、胡桃、糯米等。

(二)增加产热食物的摄入

由于冬季气候寒冷,机体每天为适应外界寒冷环境,消耗能量相应增多,因而要增加产热营养素的摄入量。产热营养素主要指蛋白质、脂肪、碳水化合物等,因而要多吃富含这三大营养素的食物,尤其是要相对增加脂肪的摄入量,如在吃荤菜时注重肥肉的摄入量,在炒菜时适当增加一些烹调油等。

(三)补充含蛋氨酸丰富的食物

蛋氨酸有很好的抗寒冷的功效,在寒冷的气候人体尿液中肌酸的排出量增多,脂肪代谢加快,而合成肌酸及脂酸、磷脂在线粒体内氧化释放出的热量都需要甲基参与,而蛋氨酸是甲基的较好的提供者;因此,在冬季应多摄取含蛋氨酸较多的食物,如芝麻、葵花籽、乳制品、酵母、叶类蔬菜等。

(四)多吃富含维生素类食物

由于寒冷气候使人体氧化产热加强,机体维生素代谢也发生明显变化。如增加摄入维生素 A,以增强人体的耐寒能力。增加对维生素 C 的摄入量,以提高人体对寒冷的适应能力,并对血管具有良好的保护作用。维生素 A 主要来自动物肝脏、胡萝卜、深绿色蔬菜等食物,维生素 C 主要来自新鲜水果和蔬菜等食物。

(五)适量补充矿物质

人怕冷与机体摄入矿物质量也有一定关系。如钙在人体内含量的多少,可直接影响人体的心肌、血管及肌肉的伸缩性和兴奋性,补充钙可提高机体的御寒能力。含钙丰富的食物有牛奶、豆制品、虾皮、芝麻酱等。食盐对人体御寒也很重要,它可使人体产热功能增强,因而在冬季调味以重味辛热为主,但也不能过咸,每日总摄盐量不超过6g。

(六)注重吃温热食物

为使人体适应外界寒冷环境,应以热饭热菜用餐并趁热而食,以摄入更多的能量御寒。在餐桌上不妨多安排些热菜汤,这样既可增进食欲,又可消除寒冷感。

第四节　食疗和食补的注意事项

一、食疗和食补的误区

(一)盲目进补

补错方向有些人自觉身体虚亏,便常用补益药如人参酒、黄芪淮山羹、参芪精之类来进补,以为有益无害,其实这类东西对阴虚的人(面色两颧潮红、惊悸不安、潮热、盗汗、口渴、舌红少苔、失眠多梦)来说是不可用的,用了反而消耗阴津,使症状更加重。一般用于对气虚的人,这类人动则气喘,头昏自汗,大便稀薄,内脏下垂(胃下垂、肾下垂、子宫下垂、脱肛),所以,必须对症进补。再如,有些老年慢性支气管炎患者,大都出现肺阴虚的症状(咳嗽无痰或痰少而稠,有时咯血,潮热盗汗,手足心热,口干咽燥),如用了偏于甘温的红人参,反而使病情加重,应该用西洋参、沙参、党参以益气养阴清热,对于此类阴虚咳嗽,用鲜地粥、蜜饯百合来服用,是有益的。

(二)滥用"药物食品"

近些年来,"药物食品"流行起来。这些"药物食品"一旦滥用,危害很大。它能使人体正常的生理活动遭到破坏,甚至致病。如"人参软糖""鹿茸软糖""人参奶粉""人参饼干"等。人参有促进性腺激素分泌的作用,鹿茸一般用来治疗阳痿,儿童如随意食用这类所谓"药物食品",会使儿童早熟,出现长胡须,长阴毛等性发育提前现象。还有些饮料含有咖啡因等兴奋药物,大量使用,干扰人体的生物节律,有害健康。

(三)不辨宜忌

在进行食疗的过程中,辨清食物对不同的人的宜忌十分重要。比如吃深海鱼,许多人认为人人皆宜。其实并非如此。深海鱼所含的鱼油主要是二十碳五烯酸,具有抑制血小板凝集的作用,对防治冠心病和脑血栓形成大有益处,可是因其降低了血小板的凝聚性,可引起各种自发性出血,包括脑出血。有研究表明:因纽特人以海鱼为主食,他们几乎没有人患冠心病和脑血栓,但脑出血却成了他们重要的死亡原因。所以,有脑出血倾向或已经有过脑出血史的人,就不宜盲目大量进食深海鱼类。

二、食疗和食补的注意事项

(一)食不偏嗜

合理膳食首先要求人们饮食要多样化。中医以五味代表各种食物及其特点,也认为各种食物的摄取不能有偏;如果长期偏食,就会影响正常生理状态甚至发生疾病。《黄帝内经》指出:"味过于酸,肝气以津,脾气乃绝;味过于咸,大骨以劳,短肌,心气抑;味过于甘,心气喘满,色黑,肾气不衡;味过于苦,脾气不濡,胃气乃厚;味过于辛,筋脉沮弛,精神乃央。"又说:"多食咸,则脉凝泣而变色;多食苦,则皮槁而毛拔;多食辛,则脉急而爪枯……"都反复说明了这一问题。

合理膳食也要求人们膳食的粗细、荤素要搭配、协调,尤其不能吃含饱和脂肪酸过多的动物性膳食。因为过多的饱和脂肪酸对大多数人来说,会增高血中胆固醇的含量,导致动脉粥样硬化,诱发冠心病。古代中医也指出"高粱之变,足生大丁"。

生活中人们确有偏食辛辣者,有偏食煎炒、油腻者,有嗜醇酒者;儿童多偏爱零食、肉食。这些对健康都是不利的。在口味的偏爱中,爱吃较甜或较咸都是有害的。甜食主要是糖或含糖的食物,由于龋齿的发病率与食糖多少呈正相关,故要少吃糖和甜食保护牙齿。咸食是盐和含盐的食物,盐含钠和氯。由于高血压的发病率与钠的摄入呈正相关,故食盐不宜多吃。为了预防高血压,每人每天总盐的摄入以不超过6g为宜。高血压病人尤以限制吃盐为好。至于饮用高度白酒若无节制,会使食欲下降、食饮减少,以致营养缺乏,严重的还会产生酒精性肝硬化。因此应少饮或不饮酒,尤其是高度酒。孕妇、儿童则均忌饮酒。

《黄帝内经》指出:"饮食者,热无灼灼,寒无沧沧。"《金匮要略》也说:"服食节其冷热。"表明饮食既不能过食生冷、瓜果,也不能食温度过高、辛温燥热的食物。因为前者易损伤脾胃阳气,引起少食、腹泻、腹痛,或妇女月经不调等;后者易肠胃积热、伤阴劫液,引起口渴咽干、胃脘灼热或腹痛、便秘,也是诱发食管癌的重要因素。

(二)食饮有节

食饮有节或饥饱适当都是指饮食要适度,不能过少也不能过多。它是保证合理膳食的重要内容之一。一般来说,当食欲得到满足时,热量需要即可以满足,表示人体健康的标准之一的体重也可以维持正常。进食过少引起消瘦,进食过多引起肥胖,无疑都是不好的。

我国古代对饮食过多给人带来的损害十分注意。《黄帝内经》说,饮食"勿使过之,伤其正也"。首先是"饮食自倍,肠胃乃伤";再则可引起某些疾病。对于饮食营养过于丰富造成的严重后果,《饮膳正要》说得好,"善养性者,先饥而食,食勿令饱;先渴而饮,饮勿令过。食欲数而少,不欲顿而多"。

(三)妊娠、产后饮食宜忌

妊娠、产后因孕育胎儿或哺乳等特殊生理情况,要选用适宜的饮食而避忌不适宜的饮食。总体来说,孕妇的饮食要从谷物粮食、动物性食物中获得足够的热量,饮食要多样化,并根据妊娠不同阶段拟定饮食。如早期出现孕吐,饮食要投其所好,少吃多餐。2~3月孕吐消失后应多食富含蛋白质的动物性食物、大豆与干果,富含维生素、纤维素的蔬菜、水果。忌食过咸、含钠多的饮食,如咸鱼、腊肉。妊娠后期有水肿等情况时,饮食宜清淡,要少吃盐,宜食有健脾利湿功能的鲤鱼、鲫鱼、赤小豆、薏苡仁;同时还应食含铁、钙丰富的动物肝脏、肉松、豆制品。此期由于胎儿逐渐长大,影响脾胃运化,故应少食芋子、番薯、蚕豆、豌豆等易引起腹胀的食物。此外,妊娠期因脏腑经络之血皆注于冲任以养胎,机体相对处于阴血偏虚、阳气偏盛的状态,所以一般都应忌食辛辣刺激和温燥的饮食,如姜、辣椒、桂皮、酒、羊肉、狗肉等。

产后因产时的体力消耗与出血,产妇处于虚弱状态,又有哺乳的需要,因此应多食富含脂肪、蛋白质和能补养气血的饮食,如动物性食品、豆类、干果,或在膳食中添加黄芪、党参、当归、大枣等。产后大便困难者,可多食蔬菜、芝麻、胡桃仁等。食量要根据产妇的胃口逐渐增加,饮食要容易消化。勿食生冷坚硬和过于肥腻味厚的食物,以免损伤胃气。

(四)病中饮食宜忌

早在汉代《金匮要略》就说:"所食之味,有与病相宜,有与身为害,若得宜则宜体,害则成疾。"它表明疾病时对饮食应有所选择,由于疾病和证候的不同,饮食宜忌也不一样。如脾胃虚寒,腹泻腹痛者,宜食易消化、能补脾温中的饮食,如含山药、莲子、大枣、砂仁、胡椒之类的食物;忌食寒凉的生冷瓜果和滋腻的食物,如冰棒、冷饮、西瓜、糯米饭、海参、肥肉。阴虚内热,发热心烦、口渴者,宜食能养阴清热的食物,如西瓜、番茄、芹菜、莲子心、麦冬之类的食物;忌食温燥、辛烈刺激的食物,如姜、辣椒、羊肉、浓茶、酒、咖啡。糖尿病人宜食有助于降糖的食物,如山药、麦冬、甜菊叶、黄芪、苦瓜、西兰花之类的食物;忌食精制糖及其制品。一般来说,患病期间,都宜食性质温和、易消化、营养合理的饮食,忌食坚硬、黏滞、腥臭和过于油腻的饮食。

在疾病初愈,食欲刚刚好转时宜以糜粥调养,不可骤进日常饭菜或肉食之类厚味的饮食。以免难于消化,脾胃受累,甚至病难痊愈或疾病复发。尤其是胃肠道疾病较为常见。

第五节 茶、酒、粥、汤与养生

一、茶与养生

(一)茶及茶的主要成分

1. 饮茶简史

我国饮用茶的历史悠久,中国饮茶一般认为起源于上古,如唐·陆羽的《茶经》上写道:"茶之为饮,发乎神农氏。"《神农本草经》上载有"神农尝百草,日遇七十二毒,得茶而解之"。在中国古代就有茶筵,南北朝时,朝贵宴会,皆设茗饮,茶酒珍馐兼备,至唐代饮茶风盛,上自君王,下至百姓,皆多喜好。宋代饮茶风气更盛,茶宴遍行全国。君王有曲宴点茶赐饮,大学生甚至设有茶会,渐有茶坊、茶肆出现。明清以后,大江南北,茶坊林立。迄今的茶话会,以及民间的茶汤会社或宗教仪式的茶汤会,都是茶宴的遗风,作为社交的礼仪。茶宴雅而不俗,俭而不吝,又合养生之道,有益于身心健康。

"茶为百病之药",饮茶有益无害,我国民间有这样的茶疗语:"投茶有序,先茶后汤。神农遇毒,得茶而解。壶中日月,养性延年,苦茶久饮,可以益思,夏季宜饮绿,冬季宜饮红,春秋两季宜饮花。冬饮可御寒,夏饮祛暑烦。诸药为各病之药,茶为百病之药。姜茶治痢,糖茶和胃,菊花茶明目。酒后茶解毒,饭后茶消食,午后茶助精神。热茶提神解倦,淡茶温饮则宜,清香宜人。人固不可一日无茶。"精辟论述了饮茶对身体的健康作用。

2. 茶的主要成分及保健功能

现代研究结果表明,茶叶含有各种对人体有益的成分,茶叶中含有的咖啡因、茶叶碱、可可碱、胆碱、黄酮类及苷类化合物,儿茶素、单宁物质、萜烯类、酚类、醇类、醛类、酸类、脂类、维生素 A、B 族维生素、维生素 C、维生素 D、维生素 K、泛酸、烟酸、肌醇、叶酸、6,8 - 二硫辛酸等,还含有半胱氨酸、蛋氨酸、谷氨酸、精氨酸及蛋白质、脂肪、卵磷脂、糖、纤维素和钙、磷、铁、氟、碘、铜、镁等上千种化学成分,这些成分,都是人体健康所必需的。

饮茶具有良好的养生保健功能:一是饮茶能提神益智消除疲劳。茶叶中的咖啡因和可可碱能兴奋神经,消除疲劳,促进新陈代谢;提高中枢神经的敏感性,缩短反应时间,有利于增强思维和记忆能力,提高工作效率。《神农本草经》说:“茶能令人少眠,有力,悦志。”明代顾云庆在《茶谱》中指出:“人饮真茶能止渴、消食、除疾、少眠,利尿道、明目宜思、除去烦腻,人固不可一日无茶。”就连白居易也用“破睡见茶功”之句、赞扬茶叶。二是饮茶能清热降火,生津止渴。茶叶苦而寒,其中的咖啡因,可促使身体大量的热量从皮肤散发。饮热茶9分钟后,皮肤温度可下降$1\sim2℃$,使人清爽,凉快。三是饮茶能消食导滞,开胃和中。茶叶中的咖啡因可通过兴奋中枢神经,刺激胃液分泌,消除胃中积食,帮助消化,促进食欲,有助于脂肪消化。四是饮茶具有降压通脉的作用。饮茶能防止血液和肝脏中的烯醇和中性脂肪积累,增强血管壁的弹性,预防动脉硬化和脑溢血,还能增强心脏活动和微血管扩张,起降低血压的作用。五是饮茶能防癌抗癌、抑制肿瘤。茶叶中的鞣酸、维生素及多糖类物质具有防癌、抗癌作用,能明显抑制癌细胞的突变,并能抗辐射,防射线。特别是绿茶被现代科学证明有明显的防癌和抗癌功效。茶叶还有很好的解毒作用,当有毒物质如铅、砷、苯等进入人体内时,如立即灌服大量的绿茶浓汁,茶中的维生素C和鞣酸可与之结合,使之沉淀而排出体外,起到解毒作用。六是饮茶能醒酒解毒、杀菌消炎。实验证明,茶叶对大肠杆菌、葡萄球菌及病毒都有抑制作用。“正如醋醉后,醒酒却须茶”,茶有解酒的功效。茶叶中还含有一种酚醇类物质,能使烟叶中的尼古丁沉淀,排出体外,是吸烟人的一种良好而方便的解毒剂。七是茶能预防龋齿融除口臭。喝茶能预防龋齿,主要是指茶叶中含氟较高的缘故。八是饮茶具有延年益寿的功效。茶叶能促进新陈代谢,抑制细胞衰老,延缓和防止血管内膜脂质斑块的形成,能使细胞免疫功能增强,并可加快呼吸,提高运动能力,从而使人延年益寿。现代医学研究表明:粗茶老茶含有更多的茶多糖,有很好的降糖作用,是糖尿病患者的良好饮品。

饮茶能养生,对此人们已是公认。按照我国传统医药学的说法,茶叶因品种、产地不同,便有寒温甘苦等茶性的不同,对人体的功效作用也各异。为了取得更佳的保健效果,人们春、夏、秋、冬四季饮茶,要根据茶叶的性能功效,随季节变化选择不同的品种为宜,以益于健康。

(二)四季饮茶及茶的种类

1.四季饮茶
一般来说,饮茶要与四季的气候相吻合,才能充分发挥其保健作用,增进健康。

(1)春季饮花草茶与水果茶:春天大地回春,万物复苏,人体和大自然一样,处于抒发之际,此时宜喝花草茶与水果茶。春饮花草茶可以散发漫漫冬季积郁于人体之内的寒气,促进人体阳气生发。花草茶香气浓烈，香而不浮，爽而不浊，令人精神振奋，消除春困，提高人体机能效率。

（2）夏季饮绿茶、花果味茶：夏天骄阳高温，溽暑蒸人，出汗多，人体内津液消耗大，此时宜饮富硒绿茶。绿茶味略苦性寒，具有消热、消暑、解毒、去火、降燥、止渴、生津、强心提神的功能。绿茶绿叶绿汤、清鲜爽口、滋味甘香并略带苦寒味，富含维生素、氨基酸、矿物质等营养成分，饮之既有消暑解热之功，又具增添营养之效。

（3）秋季饮乌龙茶：秋天天气干燥，"燥气当令"，常使人口干舌燥，宜喝乌龙茶，乌龙茶性适中，乌龙茶介于红、绿茶之间，不寒不热，适合秋天气候，常饮能润肤、益肺、生津、润喉，有效清除体内余热，恢复津液，对金秋保健大有好处。乌龙茶汤色悦目，紧结卷曲，色泽绿润，内质馥郁，其味爽口回甘。

（4）冬季饮红茶：冬天气温低，寒气重，人体生理机能减退，阳气渐弱，对能量与营养要求较高。养生之道，贵于御寒保暖，提高抗病能力，此时宜喝荔枝红茶、柠檬红茶、玫瑰红茶、桂花红茶等。红茶性味甘温，含有丰富的蛋白质，冬季饮之，可补益身体，善蓄阳气，生热暖腹，从而增强人体对冬季气候的适应能力。

2. 茶的分类

茶叶品种繁多，其中中国最多。目前茶叶分类尚未有统一的方法，按照不同的标准有不同的分类方法。一般分为六大类，即是绿茶、白茶、黄茶、乌龙茶、黑茶和红茶，这六大茶类被称为基本茶类。

茶树的鲜叶采摘后经过加工可以制成各种茶叶，茶叶大致分为以上基本茶类外，还可分为再加工茶类。以各种毛茶或精制茶再加工而成的称为再加工茶，包括花茶、紧压茶、萃取茶、香味果味茶、药用保健茶及含茶饮料等。

此外，结合茶叶的商品形态可把茶叶分成红茶、绿茶、花茶、乌龙茶、白茶、紧压茶和速溶茶等七大茶类。

在国外，茶叶分类比较简单，欧洲把茶叶按商品特性分为红茶、乌龙茶、绿茶三大茶类。日本则按茶叶发酵程度不同分为不发酵茶、半发酵茶、全发酵茶、后发酵茶。

基本茶类：

（1）绿茶：绿茶是不经过发酵的茶，即将鲜叶经过摊晾后直接下到一二百度的热锅里炒制，以保持其绿色的特点。其代表有：峨眉雪芽、西湖龙井、日照绿茶、千岛银针、天目云雾茶、雪水云绿、开化龙顶、安吉白茶、云雾毛尖、曾侯银剑、雪青茶、碧螺春、黄山毛峰、庐山云雾、安化松针、安化银毫、云台春芽、求喜银币、六安瓜片、蒙顶茶、太平猴魁茶、顾渚紫笋茶、信阳毛尖、竹叶青等。

（2）红茶：红茶与绿茶恰恰相反，是一种全发酵茶，红茶的名字得自其汤色红。主要品种有：祁门红茶、滇红、英德红茶、正山小种红茶等。尤以安徽祁门红茶最为著名。世界的四大高香红茶有：祁门红茶，阿萨姆红茶，大吉岭红茶，锡兰高地红茶。

（3）乌龙茶：乌龙茶也就是青茶，是一类介于红绿茶之间的半发酵茶。乌龙茶在六大类茶中工艺最复杂费时，泡法也最讲究，所以喝乌龙茶也被人称为喝工夫茶。其代表有：武夷岩茶、安溪铁观音、凤凰单丛、冻顶乌龙茶等。

（4）黄茶：著名的君山银针茶就属于黄茶，黄茶的制法有点像绿茶，不过中间需要闷黄工序。其代表有：君山银针、沩山毛尖、霍山黄芽、霍山黄大茶等。

（5）白茶：是我国的特产。它加工时不炒不揉，只将细嫩、叶背满茸毛的茶叶晒干或用文火烘干，而使白色茸毛完整地保留下来。白茶主要产于福建的福鼎、政和、松溪和建阳等县，有银针、白牡丹、贡眉、寿眉几种。

（6）黑茶：原料粗老，加工时堆积发酵时间较长，使叶色呈暗褐色。是藏、蒙、维吾尔等兄弟民族不可缺少的日常必需品。云南普洱茶和湖南安化黑茶就是中国传统的经典黑茶。

药茶：药茶是将药物与茶叶配伍，制成药茶，以发挥和加强药物的功效，利于药物的溶解，增加香气，调和药味。这种茶的种类很多，如午时茶、姜茶散、益寿茶、减肥茶等。

花茶：这是一种比较稀有的茶叶花色品种。它是用花香增加茶香的一种产品，在我国很受喜欢。一般是用绿茶做茶坯，少数也有用红茶或乌龙茶做茶坯的。它根据茶叶容易吸附异味的特点，以香花以窨料加工而成的。所用的花品种有茉莉花、桂花、珠兰等好几种，以茉莉花最多。

二、酒与养生

酒泛指粮食（高粱等）、水果等含有淀粉或糖的物质，经发酵而制成的含有乙醇的饮料。因加工方法不同而分蒸馏酒（如白干、大曲等）和非蒸馏酒（如黄酒、葡萄酒等）两大类。中华民族应用酒和药酒养生的历史非常悠久，早在公元前 3000 年的石器时代，就已开始酿酒。酒性味甘苦，温通性强，适当饮用，对调节身心功能有益。

（一）饮酒简史及酒的保健作用

1. 酒的起源
酒的出现，是人类历史上的重大发明，关于酒的起源有上天造酒说、猿猴造酒说、仪狄造酒说、杜康造酒说、尧帝造酒说、四特造酒说等，无论什么学说，都表明中国是酒的发明国，早在 5000 年前，即新石器文明就有了酿酒的历史。如樟树市内筑卫城遗址新石器时代出土的大量陶皿、酒器，以及吴城遗址殷商时代精美的青铜器，至今还默默地印证着远古时期这里酒文明的辉煌。

2. 酒的分类
酒的种类很多，因其生产方法的不同、含酒精量的多少和商业上的习惯，所以分类方法和标准不一。若按商业习惯分,可分为白酒、黄酒、果酒、药酒、啤酒五大类;若以生产方法的不同来分,可分为蒸馏酒、发酵酒、配制酒三大类;若按酒精含量不同分,又可分为高度酒(40 度以上者)、中度酒(40 度以下至 20 度以上)和低度酒(含酒精成分在 20 度以下者)。如葡萄酒、黄酒、各种果酒和啤酒,都属低度酒。现在市场出卖的 39 度以下的所谓低度白酒,实际上应该算作中度酒。我国比较习惯根据商业上的传统习惯给酒分类。

(1)白酒:是一种高浓度的酒精饮料,是用谷物或薯类为原料酿造的。它同果酒、黄酒的生产工艺不同,是用蒸馏法制造的,其酒精含量多在 50～60 度,就是现今市场上走俏的"低度白酒",也多在 30 度以上。我国是世界著名的酒文化古国,在世界酿酒史上独树一帜。从以茅台为代表的酱香型白酒,以汾酒为代表的清香型白酒,以泸州老窖为代表的浓香型白酒等等,形成了独具特色的香型繁多的白酒家族。白酒很讲究色、香、味,即清澈透明,醇香诱人,香型独具。酱香型酒的特点是醇香馥郁,香气幽美,回味绵长;清香型酒的特点是清香纯正,醇香柔和,余味爽净(如汾酒、西凤酒、衡水老白干等);浓香型酒的特点则是"香、甜、浓、净"四绝,芳香浓郁,回味余长(此香型的酒家族较大,且名酒较多,诸如五粮液、剑南春、泸州老窖、古井贡酒、洋河大曲、全兴大曲、双沟大曲等);另外还有一种米香型酒,其特点是蜜香清雅,落口甘爽,回味怡畅,如桂林三花酒。至于混合香型酒,顾名思义,其特点是一酒多香,无论是闻、品其香,还是回味其香,各有不同香味,如董酒。

(2)黄酒:因其颜色而名之,又称老酒,是一种低度酒,酒精含量一般在 15%～20% 之间。黄酒也是用谷物酿造的。它与白酒的酿造方法完全不同,是采用压滤工艺生产的,因而较好地保留了发酵过程中产生的葡萄糖、糊精、甘油、矿物质、醋酸、醛、酯等。据分析,黄酒可提供给人们的热量比啤酒和葡萄酒都高得多。黄酒中含有十多种氨基酸,大多数氨基酸是人体不能合成的而且是人体必需的。据测定,每升黄酒中的赖氨酸的含量,在中外各种营养酒类中最丰富,所以人们把黄酒誉为"液体蛋糕"。还由于黄酒酒精含量远远低于白酒等蒸馏酒,不但营养丰富,且具补血气、助运化、舒筋活血、健脾补胃、祛风寒的功能,所以医学上被广泛用于治病制药。如绍兴的加饭酒、状元红、即墨老酒等。

(3)果酒:是以水果为原料发酵而酿成的酒。由于葡萄酒的产量、质量和品种、名声都远远超过其他水果酒,自然也就成为果酒类的代表。由于葡萄酒不经过蒸馏过程,它属于发酵酒类,因此较好地保留了鲜葡萄果实中的各种营养成分,同时在发酵和陈贮过程的一系列生化变化中,又产生了对人体非常有益的新营养物质。这些成分形成了葡萄酒的特殊风味,也构成了其营养性能。酒中含有醇、酸、糖、酯类、矿物质、蛋白质、多种氨基酸和多种维生素。因此,适量饮用,非常有益于健康,不仅能滋补健身开胃和助消化,而且对心血管病、贫血、低血压、神经衰弱等症均有较好的防治效果。葡萄酒酒精含量较低,一般在 8～24 度之间,现在市场上出售的我国生产的葡萄酒大多在 12 度左右。

(4)啤酒:是风行世界、男女老弱咸宜的营养饮料。啤酒是外文的译音。它传入我国,只有一百多年的历史。啤酒是大麦发芽的辅料糖化后,加啤酒花和酵母发酵而制成的。啤酒是含酒精度数最低的一种酒,只有 3~5 度,又有丰富的营养成分,除水和碳水化合物外,还含有酒花、蛋白质、二氧化碳、丰富的氨基酸、钙、磷和维生素等。据测定,1 公升 12 度啤酒(按啤酒瓶上所标的这种度数不是酒精度数,而是特指啤酒液中原麦汁重量的百分数,也就是糖度)相当于 770 g 牛奶或 210 g 面包的营养。因此,啤酒又素有"液体面包"之美誉。还因为啤酒花含有挥发性的芳香油,使啤酒兼备了特殊香气和爽口的苦味,因而有了健胃、利尿和镇静的医药功效,而二氧化碳,使啤酒有了消暑散热之功能。

3. 酒的保健作用

现代研究认为:适量饮酒有预防冠心病的作用,葡萄酒的预防效应优于烈性酒。据分析,饮用葡萄酒能促使总胆固醇水平降低,这一效应在女性尤为显著。因为纯正的葡萄酒中含有 30 多种氨基酸以及多种维生素,经常适量饮用对于心脏病的发生有显著预防作用。越来越多的证据表明:少量饮酒对人体是有益的,但过量饮酒对人体又具有很大的危害性。多饮酒—高血压—脑中风之间存在某种因果关系,因此防止酗酒已成为高血压的一级预防措施。

饮酒以少为宜,适则益体,过则为害。但必须注意:有肝脏疾病的人应禁饮,因为乙醇要在肝内代谢,能引起肝病,包括嗜酒肝炎、脂肪肝和肝硬化。胃和胰腺病患者忌饮,胃和胰腺受酒精刺激,亦可发生炎症和溃疡。另外,孕妇忌饮,妇女怀孕后,尤其是怀孕初期大量饮酒,容易造成婴儿头部、下肢和眼睛过小等畸形现象和心脏缺陷等症。

(二)酒的鉴赏

1. 酒与文化

中国是闻名世界的文明古国,中国是酒的故乡,中华民族五千年历史长河中,酒几乎渗透到社会生活中的各个领域。首先,中国是一个以农业为主的国家,因此一切政治、经济活动都以农业发展为立足点。而中国的酒,绝大多数是以粮食酿造的,酒紧紧依附于农业,成为农业经济的一部分。同时酒是一种特殊的食品,酒融于人们的精神生活之中。在传统的中国文化中有其独特的地位。饮酒的意义远不止生理性消费,远不止口腹之乐;在许多场合,它都是作为一种文化符号,一种文化消费,用来表示一种礼仪,一种气氛,一种情趣,一种心境;因此酒与诗就结下了不解之缘。

"君不见黄河之水天上来,奔流到海不复回。君不见高堂明镜悲白发,朝如青丝暮成雪。人生得意须尽欢,莫使金樽空对月。天生我材必有用,千金散尽还复来。烹羊宰牛且为乐,会须一饮三百杯。岑夫子,丹丘生,将进酒,杯莫停。与君歌一曲,请君为我侧耳听,钟鼓馔玉何足贵,但愿长醉不复醒,古来圣贤皆寂寞,唯有饮者留其名。陈王昔时宴平乐,斗酒十千恣欢谑。主人何为言少钱,径须沽取对君酌。五花马,千金裘,呼儿将出换美酒,与尔同销万古愁。"唐代诗人李白的这首《将进酒》,写出了饮酒的豪放、豪迈与激情,从历史到现实,从现实到未来,无不折射出酒与人生、与现实、与生活的关系。"李白斗酒诗百篇,长安市上酒家眠,天子呼来不上船,自称臣是酒中仙。"(杜甫《饮中八仙歌》)"醉里从为客,诗成觉有神。"(杜甫《独酌成诗》)"俯仰各有志,得酒诗自成。"(苏轼《和陶渊明〈饮酒〉》)"一杯未尽诗已成,涌诗向天天亦惊。"(杨万里《重九后二月登万花川谷月下传觞》)。南宋政治诗人张元年说:"雨后飞花知底数,醉来赢得自由身。"酒醉而成传世诗作,这样的例子在中国诗史中俯拾皆是。

不仅为诗如是,在绘画和中国文化特有的艺术书法中,酒神的精灵更是活泼万端。如画家郑板桥的字画不能轻易得到,但如果用美酒狗肉的诱惑,则可以如愿以偿;再如画圣吴道子,"元四家"中的黄公望、"书圣"王羲之等都与酒留下了美妙的故事。如《兰亭序》就在醉时挥毫而作,"遒媚劲健,绝代所无",而至酒醒时"更书数十本,终不能及之"。

2. 酒的鉴赏

对于饮料酒的品评鉴定称为酒的鉴赏,习惯称之为评酒。评酒既是一门技术,也是一门艺术。说它是一门技术,是因为我国和世界各国一样,都要采用理化鉴定和感官鉴定两种方法来对各种饮料酒进行品评;说它是一门艺术,是因为不同酒的色、香、味、体所形成的风格给人以不同的感觉和享受,使人"知味而饮"。加上酒是要求生命自由地、狂放地、艺术地表现在具体人身上,则对不同层次的艺术修养所带来的艺术感觉更是千姿百态,奥妙无穷。

评酒的历史在我国源远流长,不少古代文人学士写下了许多品评鉴赏美酒佳酿的著作和诗篇。明代袁宏道的《觞政》中说:"凡酒以色清味冽为圣,色如金而醇苦为贤,色黑味酸国离者为愚;以糯酿醉人者为君子,以腊酿醉人者为中人,以巷醒烧酒醉人者为小人。"对酒品的香、味、色等方面均有精辟的品评论述。说明评酒在我国古代已经达到了很高的水平。

新中国成立以后,党和政府十分关心这一古老文化的继承和发展,先后举行了五届国家级名酒评选活动,对提高我国饮料酒的产品质量起到了重要的促进作用。先后评出了茅台酒、汾酒、五粮液酒、西凤酒、泸州老窖、古井贡酒、全兴大曲、董酒、剑南春酒、洋河大曲、双沟大曲酒、黄鹤楼酒、武陵酒、郎酒和沱牌曲酒等十几种中国国家级优质名酒。为中国的酒文化书写了浓墨重彩的一笔。

3. 酒在人体内的吸收

酒进入肠胃后,进入血管,饮酒后几分钟,迅速扩散到人体的全身。酒首先被血液带到肝脏,在肝脏过滤后,酒到达心脏,再到肺,从肺又返回到心脏,然后通过主动脉到静脉,再到达大脑和高级神经中枢。酒精对大脑和神经中枢的影响最大。人体本身也能合成少量的酒精,正常人的血液中含有 0.003% 的酒精,血液中酒精浓度的致死剂量是 0.7%。

4. 饮酒与养生

饮酒与养生的关系可概括为以下几点:

(1)提倡少量和饮低度酒:《吕氏春秋》说:"圣人蔡阴阳之宜,辨万物之利以便生,故精神安乎形,而年寿得长焉。长也者,非短而续之也,毕其数也。毕数之务,在乎去害。何谓去害?大甘、大酸、大苦、大辛、大咸五者充形,则生害矣;……凡养生,莫若知本……凡食,无(勿)强厚味,无(勿)以烈味重酒。"认为不应该饮用那些度数高的烈性酒,而应该适量饮用一点味淡而质量较好的酒,这一观点深为后世注重养生的人所重视。一般而言,酒以陈者为上,如蒸馏酒和发酵原酒比较,蒸馏酒中的有害成分较发酵原酒多,一般而言,加工工艺和技术不好的高度的蒸馏酒除含有较高的乙醇外,还含有杂醇油(包括升戊醇、戊醇、异丁醇、丙醇等)、醛类(包括甲醛、乙醛、糖醛等)、甲醇、氢氧酸、铅等多种有害成分,人长期或过量饮用了这种酒,就会中毒;轻者会出现头晕、头痛、胃病、咳嗽、胸痛、恶心、呕吐、视力模糊等症状,严重的则会出现呼吸困难、昏迷、甚至死亡。而发酵原酒、配制酒如葡萄酒、黄酒、醪糟、果露酒等富含糖、有机酸、氨基酸、糊精、维生素等多种营养成分,是有益于健康的。通常有延年益寿功效的酒主要有黄酒、葡萄酒、桂花酒、菊花酒、椒酒、醪糟等和以白酒为原料的各种养生药酒。

黄酒是中国最古老的酒之一。含有丰富的氨基酸、多种糖类、有机酸、维生素等,发热量较高。从古至今一直被视为养生健身的"仙酒""珍浆",深受人们喜爱。这也是绍兴等黄酒从春秋战国至今一直盛行不衰的原因,2008 年中国举办的第 29 届奥运会供应的酒精饮料为葡萄酒和黄酒。

葡萄酒含有较多的糖分和矿物质以及多种氨基酸、柠檬酸、维生素等营养成分,是一种大众喜爱的养生酒。《新修本草》已将葡萄酒列为补酒,认为它有"暖腰肾、驻颜色、耐寒"的功效。元人忽思慧在《饮膳正要)中称它有"益气调中,耐饥强志"的作用。李时珍也说葡萄酒有"驻颜色、耐寒"的作用。高濂在《运生八笺》中也将它列为"养生酒"。

桂花酒早在春秋战国时就已为古人所饮用。屈原在《九歌》中说:"蕙肴蒸兮兰藉,奠桂酒兮椒浆。"这种祭礼仪式上所用的桂酒,就是用桂花酿制的桂花酒。《四民月今》载,汉代桂花酒是人们敬神祭祖的佳品,祭礼完毕,晚辈向长辈敬此酒,长辈们饮此酒后便会长寿。

此外,椒柏酒、菖蒲酒、枸杞子酒、莲花酒、人参酒、茯苓酒等等滋补酒,也均是养生益寿的好酒。

(2)饮法得当:饮酒是一种境界颇高的艺术享受,十分讲究饮酒的环境和方法,如什么时候能饮、什么时候不宜饮、在什么地方饮酒、饮什么酒、如何饮酒等,都有许多规矩和讲究。应该做到:①饮时心境要好。酒不能乱饮,只有在身体和情绪正常的情况下才能饮用。身体不适、过分忧愁或盛怒之时都不能饮酒,否则会损害身体健康。按中医的理论说,人在发怒时,肝气上逆,面红耳赤,头痛头晕,如再饮酒,加上乙醇的作用,势如火上浇油,更宜失控,以致造成不堪设想的后果。②温酒而喝。酒最好温了喝,酒为什么要温了喝呢?因为酒中除乙醇外,还含有甲醇、杂醇油、糠醛、丁醛、戊醛、乙醛等有害物质。甲醇对视力有害,10 ml 甲醇就会导致眼睛失明,摄入量再多会危及生命。甲醇的沸点是

64.7℃,比乙醇的沸点78.3℃低,用沸水或加热,它就会变成气体蒸发掉。乙醛是酒的辛辣气味的主要构成因素,过量吸入会出现头晕等醉酒现象,而它的沸点只有21℃,用稍热一点的水即可使之挥发。同时,在酒加热的过程中,酒精也会随之挥发一些,这样,酒中的乙醇含量和有害成分也就少了许多,对人体的损害也就少些。当然,酒的温度也不能加得太高,酒过热了饮用,一是伤身体,二是乙醇挥发的太多,再好的酒也没味了。③饮酒切忌过量,过量不仅会使人的知觉、思维、情感、智能、行为等方面失去控制,飘飘然忘乎所以,还会摧残人的肌体,导致营养障碍、精神失常、胃肠不适、肝脏损伤,甚至引起心脏、代谢性疾病、癌症等多种病变和中毒身亡的严重后果。长期过量饮酒者的患病率极高,死亡率也大。如果一个人长期过量饮酒:他的寿命便会缩短十至十二年。

(3)饮必小咽:我们现代的许多人饮酒常讲究"干杯",似乎一杯杯的干才觉得痛快,才显得豪爽。其实豪饮对身体是有害的。正确的饮法应该是轻酌慢饮。清人朱彝尊在《食宪鸿秘》中也说:"饮酒不宜气粗及速,粗速伤肺。肺为五脏华盖,允不可伤,且粗速无品。"吃饭、饮酒都应慢慢地来,这样才能品出味道,也有助于消化,不至于给脾胃造成过量的负担。

(4)勿混饮:多种酒混杂饮用会产生一些新的有害成分,会使人感觉胃不舒服、头痛等。《清升录》曾告诫人们:"酒不可杂饮。饮之,虽善酒者亦醉,乃饮家所深。"

(5)空腹勿饮:因为酒进入人体后,乙醇是靠肝脏分解的。如果此时胃肠中空无食物,乙醇最易被迅速吸收,造成肌理失调、肝脏受损。因此,在饮酒时不妨先喝一杯牛奶或吃一点主食以保护胃黏膜,饮酒时应佐以丰富的菜肴,俗话讲"多吃菜,少喝酒"就是这个道理。

(6)勿强饮:饮酒时不能强逼硬劝别人,自己也不能赌气争胜,不能喝硬要往肚里灌。这样不仅对自己身体不利,也会造成各种各样的社会危害。近几年个别地区因劝酒、强饮、陪酒造成饮酒过量而死亡的报道值得深思。

(三)药酒

自古以来我国人民就充分认识到,有滋补和特定治疗功效的中药与酒"溶"于一体的酒称为药酒,不仅配制方便、药性稳定、安全有效,而且因为酒精是一种良好的有机溶剂,中药的各种有效成分都易溶于其中,药借酒力、酒助药势而充分发挥其效力,提高疗效。同时药酒久藏不坏,便于保存,服用方便。常见的药酒有以下六类:一是补益类,如人参酒、十全大补酒;二是壮筋骨类,如鹿茸酒、五加皮酒;三是治痹病酒,如风湿药酒类;四是治肺痨急咳类,如蛤蚧酒、天门冬酒;五是治恶疮类,如蝮蛇酒等;六是外用药酒,如跌损伤药酒类。注意:药酒不宜用作饮宴用酒。服用药酒时,一定要对症,辨证饮用,不能随意服用,万万不可多饮滥服。还应根据人对酒的耐受力,一般应饮含酒精较少的药酒。

1.药酒的历史

我国有悠久的药酒史,1972年从长沙马王堆三号汉墓中出土的一部医方专书,后来被称为《五十二病方》,被认为是公元前 3 世纪末秦汉之际的抄本,其中用到酒的药方不下 35 个,其中有 5 方可认为是酒剂配方,用以治疗蛇伤、疽、疥瘙等疾病。其中有内服药酒,也有供外用的。我国医学典籍《黄帝内经》中的《黄帝内经·素问·汤液醪醴论》指出:"自古圣人之作汤液醪醴,以为备耳。"这就说古人之所以酿造醪醴酒,是被作药用的。

明代伟大的医学家李时珍写成了举世闻名的名著《本草纲目》,共五十二卷,1578 年成书。该书集明及历代我国药物学、植物学之大成,广泛涉及食品学、营养学、化学等学科。该书在收集附方时,收集了大量前人和当代人的药酒配方。卷 25 酒条下,设有"附诸药酒方"的专目,辑药酒 69 种。除此之外,《本草纲目》在各药条目的附方中,也往往附有药酒配方,内容丰富,据有人统计《本草纲目》中共计药酒方约为 200 多种。这些配方绝大多数是便方,具有用药少、简便易行的特点。

明代朱棣等人的《普济方》、方贤的《奇效良方》、王肯堂的《证治准绳》等著作中辑录了大量前人的药酒配方。明清时期也是药酒新配方不断涌现的时期。明代吴旻的《扶寿精方》、龚庭贤的《万病回春》《寿世保元》,清代孙伟的《良朋汇集经验神方》、陶承熹的《惠直堂经验方》、项友清的《同寿录》、王孟英的《随息居饮食谱》等都记载着不少明清时期出现的新方,是养生中的宝贵遗产。

中国药酒经历了几千年的发展过程,药酒的种类繁多,一般按生产标准分类,可分为药准字号药酒和保健酒,保健酒中又包括食健字号酒、露酒、食加准字号酒等。药准字号药酒是指已获得国家或地方卫生行政主管部门批准文号的药酒,它具有药物的基本特征,以治疗为目的,有明确的适应证、禁忌证、限量、限期,必须在医生监督下使用。例如:烟台张裕集团有限公司烟台中亚药业公司生产的中亚牌至宝三鞭酒、一柱天酒、三鞭补酒、特质三鞭补酒及鹿茸参鞭酒等都是药酒。

2. 药酒应用

我国历代医家在长期的医疗实践中,认识到酒既是饮品,又是药物。药酒不但能治疗内科、妇科疾病,而且治疗外科疾病也独具风格。药酒还可以预防疾病,如屠苏酒,是用酒浸泡大黄、白术、桂枝、桔梗、防风、山椒、乌头、附子等药制成,相传是三国时华佗所创制。每当除夕之夜,男女老少均饮屠苏酒,目的是预防瘟疫流行。

药酒在古代民间季节性疾病的预防中应用也很广泛。据典籍记载,元旦除夕饮屠苏酒、椒柏酒;端午节饮雄黄酒、艾叶酒;重阳节饮茱萸酒、腊酒、椒酒等。可见饮用药酒预防疾病的重要性。至今,我国南方一些地区和台湾人民还沿用这些风俗。

药酒有延年益寿的功效,如寿星酒,功用是补益老人,壮体延年;回春酒,功用是久服阳事雄壮,须发乌黑,颜如童子,目视不花,常服身体轻健;延寿酒,功用是和气血,壮精神,益肾和胃,轻身延年;寿老固本酒,功用是益寿延年,补虚乌发,美容颜等。

在实践中劳动人民创造了大量的药酒方。其中有最简单的单味药酒,简便有效,深受人民群众欢迎,如艾叶酒、阿胶酒等。也有 10 味、20 味、40 味乃至上百味复杂的药酒方,如茯苓酒、还晴神明酒、仙传药酒等,它们的功效显著,适应证也多,得到了医家们的重视。

药酒的配制方法上有浸泡法,如虎骨酒、牛膝丹参酒;有淋法,如豆淋酒;有煨法,如陆英酒、丹参酒;有酿法,如菊花酒、菖蒲酒;还有煮法,如金蝉脱壳酒;有热投法,如柏子仁酒、铁酒等。

3. 饮用药酒注意事项

(1)糖尿病人、心血管疾病、高血压患者、肝病患者、冠心病、骨折、准备生育的夫妇应在医生指导下饮药酒。

(2)选酒:根据中医理论,饮酒养生较适宜于年老者、气血运行迟缓者、阳气不振者,以及体内有寒气、有痹阻、有瘀滞者。药酒随所用药物的不同而具有不同的性能,用补者有补血、滋阴、温阳、益气的不同,用攻者有化痰、燥湿、理气、行血、消积等的区别,因而不可一概用之。体虚者用补酒,血脉不通者则用行气活血通络的药酒;有寒者用酒宜温,而有热者用酒宜冷。用药酒养生者最好在医生的指导下作选择。服治疗药酒一定要适合病情,有针对性地服用,不可几种治疗作用不同的药酒同时或交叉服用,以免影响疗效或引起不良反应。服补性药酒,也要适合自己的身体状况,要有针对性,不可乱饮,否则会适得其反,有碍健康。

(3)坚持饮用。任何养身方法的实践都要持之以恒,久之乃可受益,饮酒养生亦然。古人认为坚持饮酒才可以使酒气相接。唐代大医学家孙思邈说:"凡服药酒,欲得使酒气相接,无得断绝,绝则不得药力。多少皆以和为度,不可令醉及吐,则大损人也。"当然,孙思邈不是指长年累月、坚持终身地饮用,他是指在一段时间里要持之以恒。

4. 推荐药酒方

(1)八珍酒

【配方】全当归26 g,炒白芍18 g,生地黄15 g,云茯苓20 g,炙甘草20 g,五加皮25 g,肥红枣36 g,胡桃肉36 g,白术26 g,川芎10 g,人参15 g,白酒1500 ml。

【功用】滋补气血,调理脾胃,悦颜色。

【制法】①将所有的药用水洗净后研成粗末;②装进用三层纱布缝制的袋中,将口系紧;③浸泡在白酒坛中,封口,在火上煮1小时;④药冷却后,埋入净土中,五天后取出来;⑤再过三至七天,开启,去掉药渣包将酒装入瓶中备用。

【用法】每次10~30 ml,每日服3次,饭前将酒温热服用。

【药材功效解析】方中人参、白术、茯苓补气脾益;当归、白芍、地黄、川芎滋养心肝,补血而理气。川芎可使地黄、当归补而不腻。五加皮祛除风湿,强壮筋骨;胡桃肉润肺补肾,乌须发,强记忆;大枣、甘草健脾而调和诸药。此酒可以起到气血双补的功效,用以治疗因气血亏损而引起的面黄肌瘦,心悸怔忡,精神萎靡,脾虚食欲不振,气短懒言,劳累倦怠,头晕目眩等症。

(2)丹参酒

【配方】丹参 300 g,米酒适量。

【功用】养血安神。

【制法】①将丹参切碎;②倒入适量的米酒浸泡 15 天;③滤出药渣压榨出汁,将药汁与药酒合并;④再加入适量米酒,过滤后装入瓶中备用。

【用法】每次 10 ml,每日 3 次,饭前将酒温热服用。

【药材功效解析】丹参:味苦,性微寒,入肝肾二经,活血,通心包络,去滞生新,调经顺脉,安神宁心,治健忘怔忡,惊悸不寐。药理实验结果表明,丹参有扩张冠状动脉作用。能使冠状动脉血流量增加,并使心率减慢,对防治冠心病等老年性疾病是大有益处的。又因丹参含维生素 E,所以也应有抗衰防老作用。此酒主治神经衰弱,记忆力减退,失眠健忘。

(3)牛膝独活酒

【配方】桑寄生 30 g,牛膝 45 g,独活 25 g,秦艽 25 g,杜仲 40 g,人参 10 g,当归 35 g,白酒 1 000 ml。

【功用】补养气血,益肝强肾,除祛风湿,止腰腿痛。

【制法】①将所有药材洗净后切碎;②放入纱布袋中,缝口;③放入酒中,浸泡 30 天;④将药渣取出,过滤备用。

【用法】每次 10 ~ 30 ml,每日 1 次(上午服用为佳)。

【药材功效解析】杜仲、牛膝、桑寄生:补益肝肾,强筋壮骨。当归、人参:养血益气。此酒主治腰膝发凉、麻木、酸软疼痛,腿足屈伸不利,痹着不仁,肝肾两亏,风寒湿痹。

(4)人参固本酒

【配方】何首乌 60 g,枸杞子 60 g,生地黄 60 g,熟地黄 60 g,麦门冬 60 g,天门冬 60 g,人参 60 g,当归 60 g,茯苓 30 g,白酒 6 000 ml。

【功用】补肝肾,填精髓,益气血。

【制法】①将所有药材捣成碎末;②装入纱布袋,放进干净的坛子里;③倒入白酒浸泡,加盖再放在文火上煮沸;④约 1 小时后离火,冷却后将坛子密封;⑤七天后开启,将药渣除去,装瓶备用。

【用法】每次 10 ~ 20 ml,每日早晚 2 次,将酒温热空腹服用。

【药材功效解析】何首乌、熟地黄、枸杞子补肝肾,填精髓;生地黄、天冬、麦冬滋阴;人参补气;白茯苓健脾利湿;当归补血活血。此酒有补肝肾、填精髓、益气血的功效,适于中老年因肝肾虚,气血不足而引起的腰膝酸软,体乏无力,精神萎靡,失眠健忘,食欲不振之症。

(5)人参酒

【配方】人参 30 g,白酒 1 200 ml。

【功用】补益中气,温通血脉。

【制法】①用纱布缝一个与人参大小相当的袋子,将人参装入,缝口;②放入酒中浸泡数日;③倒入砂锅内,在微火上煮,将酒煮至 500~700 ml 时,将酒倒入瓶内;④将其密封,冷却,存放备用。

【用法】每次 10~30 ml,每日 1 次(上午服用为佳)。

【药材功效解析】人参:味甘微苦,生者性平,熟者偏温。功在补五脏,益六腑,安精神,健脾补肺,益气生津,大补人体之元气,能增强大脑皮质兴奋过程的强度和灵活性,有强壮作用,使身体对多种致病因子的抗病力增强,改善食欲和睡眠,增强性功能,并能降低血糖、抗毒、抗癌,提高人体对缺氧的耐受能力等作用。此酒主治虚劳羸瘦,气短懒言,脉软而无力,四肢倦怠,脾胃不健,面色萎黄,喜暖畏寒,自汗乏力。

(6)王益酒

【配方】蜜炙黄芪 250 g,炒白术各 100 g,熟地黄 250 g,枸杞子 250 g,玉竹 250 g,白酒 1 500 ml。

【功用】补气养血,滋阴补肾。

【制法】①将所有药材洗净后研细碎,装入纱布袋中;②与白酒一起放入砂锅内,上火煎煮 40 分钟;③过滤去渣留液,入瓶备用。

【用法】每次 10~20 ml,每日 1 次,临睡前饮用。

【药材功效解析】玉竹,甘平之味,养阴生津,润肺养胃。黄芪,甘温益气。白术,健脾助运。地黄,养血活血。枸杞子,补肝肾之阴。此酒力缓,久饮对先天、后天不足有较好的疗效。主治诸虚百损,体弱无力,头晕目眩,胃纳不佳,腰膝酸软,男子阳痿、早泄,女子月经不调、崩漏带下以及盆腔炎等症。

三、粥与养生

(一)食粥简史及分类

1. 食粥简史

中国的粥至少有 4 000 年的历史,关于粥的文字,最早见于周书,黄帝始烹谷为粥。2 500 年前始作药用,《史记》扁鹊仓公列传载有西汉名医淳于意(仓公)用"火齐粥"治齐王病;汉代医圣张仲景《伤寒论》述,桂枝汤,服已须臾,啜热稀粥一升余,以助药力,这便是粥早期使用的有力例证。进入中古时期,粥的功能更是将"食用""药用"高度融合,进入了带有人文色彩的"养生"层次。宋代苏东坡有书帖曰:"夜饥甚,吴子野劝食白粥,云能推陈致新利膈益胃。粥既快美,粥后一觉,妙不可言。"南宋著名诗人陆游曾作《粥食》诗一首:"世人个个学长年,不悟长年在目前,我得宛丘平易法,只将食粥致神仙。"从而将世人对粥的认识提高到了一个新的境界。由此可见,粥与中国人的关系,正像粥本身一样,稠黏绵密,相濡以沫;粥作为一种传统食品,在中国人心中的地位更是超过了世界上任何一个民族。

粥有补养脾胃、增强功效且药效直接、药力持久、无副作用。在现代社会,美食的范畴已大大拓宽,食物日趋丰富,在养生文化中粥依然是不可缺少的。

现代医学认为喝粥对人体的好处表现在以下几个方面:一是容易消化;二是增强食欲,补充体力;三是防止便秘;四是预防感冒;五是防止喉咙干涩;六是调养肠胃;七是延年益寿。

中国粥文化博物馆为中国第一家粥品博物馆,也是中国唯一一家系统、全面、生动展示中华几千年灿烂粥品文化的主题博物馆。馆址坐落在安徽省芜湖市繁昌经济开发区,占地面积近 100 亩,建筑面积 3 000 多平方米。博物馆序言中写道:

"粥乃天下第一补人之物。粥文化乃中华文化之瑰宝,其历经千年、源远流长,博大精深、久盛不衰,为名家赞誉、大众推崇,诚中华文化之奇观也。

民以食为天,食以粥为先。中华粥品能容善纳,五谷杂粮、禽鱼肉蛋、瓜菜果蔬、岐黄百草、兼收并蓄,品种不下万余。皇家贵胄,贫民百姓,或以果腹滋补,或以养生疗疾,南北皆食、老幼咸宜。历代文人墨客寓诗词歌赋颂其精髓,且发扬极致,诚可贵也。然,因其非齐家治国、青紫加身之物,又无厚利,故常人轻之。

……

小小一碗粥,可写大文章!"

2.粥品的分类

按照味道不同可分为:甜粥、咸味和淡味;按原料不同可分为:米粥、面粥、菜粥、花卉粥、果仁粥、乳粥、肉粥、海鲜粥;按制作方法的不同可分为:药米同煮、药米分制;提汁、汁煮粥、粥掺汁、打粉。

(二)粥补与养生

1.季节选择

喝粥需讲究以下原则:春,祛风散寒;夏,清热解暑;秋,滋阴润燥;冬,温阳散寒。

(1)春季喝百合粥:百合具有养阴、润肺、养胃、去燥火的功效,粳米性甘平。煮法是百合 20 g,粳米 100 g,冰糖少许。先煮百合,去渣取汁,然后加入粳米煮熟后即可加入冰糖,稍后便可食用。

(2)夏季常喝绿豆藕粥:绿豆、藕均有清暑热、增津液的功效。做法是先煮绿豆,待绿豆要开花时,将粳米 100 g 放入,煮至半热后将切成薄片的藕放人,文火稍煮至熟,冷却后即食。

(3)秋季常喝玉米面红薯粥:玉米面富含不饱和脂肪酸等营养物质,红薯有祛病延年功效。做法是将玉米面 100 g 先用凉水调成糊状,水烧开后放入,然后将切成碎块的红薯一并放入,轻轻搅动防止玉米面粘在锅底。熬粥时要用文火,中间可点几次冷水,玉米面红薯粥以不稀不稠为好。

(4)冬季常喝小米、大枣、小红豆粥：小米性温，大枣补气养血，红小豆含人体必需的糖。冬季补之，有益健康。做法是先将红小豆洗净，放入温水中煮熟，然后放入小米、大枣。大枣以 7～10 枚为好，小米 200 g，红小豆 40 g，水适量，煮熟后放在电饭煲中，随时可以食用。

2. 推荐粥品

以下为具有药用价值的粥。

(1)降压粥

【原料】粳米 60 g、芹菜 50 g、枸杞 15 g、白菊花 15 g。

【做法】把芹菜、枸杞、白菊花和粳米一次倒进锅里，这是可以水煎代茶饮的配方，所以粳米可以少放一些，把粥熬得稀一点，沸水煮开之后，改用文火继续熬半个小时，别忘了在熬的时候要不断地搅动，当粥色变绿的时候就可以起锅饮用了。

【功效】白菊花具有平肝、明目的作用，芹菜有降压的功效，枸杞子具有滋补肝肾的作用。高血压病人，在中医里面，一般属于阴虚阳亢，我们打个比方，刚才我们讲到平性体质的人属于阴阳平衡的状态，高血压的病人，两边一边是阴一边是阳，随着老年人年龄增长，阴的水平下降，阳相对就上去，白菊花和芹菜可以抑制阳亢的这一面，枸杞子应对阴虚的一面，这道药膳既能够补本，又能够平标。

(2)乌鸡粥

【原料】大米 100 g、乌鸡 100 g、枸杞 15 g、香菇 20 g、山药和莲子适量。

【做法】先把乌鸡放入水中炖煮，当汤色发白的时候，捞出乌鸡，在汤中放入香菇、莲子、枸杞、山药、葱花和大米，把原料用大火煮开，改用文火熬制半个小时，加少许盐提味，这样就做出一份健脾养胃的乌鸡粥了。

【功效】在禽类里面鸡的补气养血的功效是非常好的，在鸡的种类里又以乌鸡为上品，对于体质比较虚弱的人群非常实用，另外里面有山药、枸杞，这都具有健脾养胃的作用，粥中的香菇具有提高免疫力的作用。

(3)养肝粥

【原料】猪肝 50 g、胡萝卜 50 g、菠菜 30 g、粳米 100 g。

【做法】先把粳米加入适量的水煮开，然后放入猪肝片、胡萝卜丝、菠菜段，当猪肝煮熟了，再加入少许料酒去腥，继续用文火熬制，半小时之后放入一勺盐调匀，即可。

【功效】这里面的主要原料有肝脏，肝脏在中药里面是以形补形、以脏补脏，通过食用肝脏具有补益人体肝脏的功用，菠菜有滋阴、润燥、补血的功效，胡萝卜里面的胡萝卜素、维生素 A 含量很高，贫血的病人是非常适合的，这道粥就具有补血养肝的作用，适合肝病虚弱体质的患者，可以长期服用一些。

(4)神仙粥

【原料】葱白适量、生姜适量、糯米 100 g。

【做法】先将糯米用清水洗干净,放进锅里煮开,加入生姜片和切碎的葱白,再改用文火继续熬煮半个小时左右,当粥完全黏稠了,淋上 10 ml 米醋调匀,这就做成了一碗发散风寒的神仙粥。

【功效】这道粥里面有葱白、生姜,葱白具有通阳散寒的作用,生姜具有开胃的功效,这道药膳配合在一起,适合感冒初起的时候,但是更适合于风寒感冒的病人,具有畏寒的病人也比较适合。

(5)养胃粥

①牛奶粥

【原料】大米 100 g,牛奶 500 g。

【做法】大米淘洗干净,加水旺火烧开后,改用小火煮成粥时,倒入牛奶搅匀,继续用小火熬煮 40～50 分钟即成。可直接食用也可根据口味加糖或盐。

【功效】补益气津,养胃生肌。适合气阴不足的胃病,即气短、乏力、口干、内热的胃病患者,也适用于上消化道出血患者。

②养胃佛手粥

【原料】佛手柑 10～15 g,粳米 50～100 g,冰糖适量。

【做法】将佛手柑煎汤去渣,再加入粳米、冰糖同煮为粥。

【功效】适用于肝郁、胃胀的患者。

四、汤与养生

(一)汤概述

1. 汤的简史

汤一般是指以水为传热介质,对各种烹饪原料经过煮、熬、炖、氽、蒸等加工工艺烹调而成的含水多的、有滋有味的饮品。它是人们所吃的各种食物中最富营养、最易消化的品种之一。汤不仅味道鲜美可口,而且营养成分多半已溶于水中,极易吸收。

汤的历史悠久,从远古时代起,人们就知道食用菜汤了。据考古学家所发掘的文物表明:约在公元前 8000～7000 年间,中原地区的人就已学会了"煮汤"。由于当时陶器还没有产生,人们煮食物时,在地上挖一个坑,铺上兽皮,使之凹下一个坑,放入水和要煮的食物,然后在坑的附近燃起柴火,把石头烧烫了投入坑内,至水煮开食物煮烂成汤喝。同时,国外历史学家在考古研究中发现,人类曾制作了一种蔬菜肉浓汤,装在皮水袋中,喝前投入烫石加热。这种奇特的喝法在美洲印第安人中也曾长期存在过。历史学家考证世界上最古老的一本食谱是 2700 年前中国的。这本食谱上记载有十几道汤菜。其中有一道一直沿用至今,那就是"鸽蛋汤",食谱中把它称之为"银海挂金月"。中国的帝王家的食谱可算是集中国菜与中国汤之大成。

2. 喝汤的好处

中医认为汤还有一定的食疗保健作用,俗话说:"唱戏的腔,厨师的汤。"餐桌上的汤是食饮文化的重要内容之一。喝汤的习惯也因人随地而异,如广东人喜爱饭前喝汤,而北方人则习惯于饭后进汤。饭前喝汤有助于食物的稀释和搅拌,从而有益于胃肠对食物的消化和吸收,减少对胃肠道的刺激,降低胃肠道肿瘤的发生率。饭前喝汤有一定减肥作用,因为饭前喝汤可占据一定的胃体积,因此可减少食物的摄入。

汤有很好的养生作用,如脱肛患者可喝羊肉黄芪汤、鲫鱼黄芪汤;利水消肿可喝青菜萝卜汤;便秘可喝黄精生地鸡蛋汤、山楂萝卜汤、猪肠核桃汤、蜂蜜香油汤;感冒鼻塞可喝姜汤;小便涩黄可服用甘草生姜黑米汤;清热解暑可喝冬瓜薏米仁汤等。汤除有助于人体健康和治疗一般疾病之外,还可以使某些恶性肿瘤的发病率减少。日本国立癌症中心疫学部长平山雄调查表明,经常喝汤的人,患骨癌、肝硬化、心脏病而死亡的比率极低,因此汤可称得上是人类"廉价的健康保险"。

3. 喝汤的讲究

常言道"饭前先喝汤,胜过良药方",这话是有科学道理的。这是因为,从口腔、咽喉、食道到胃,犹如一条通道,是食物必经之路,吃饭前,先喝几口汤或进一点水,等于给这段消化道加点"润滑剂",使食物能顺利下咽,防止干硬食物刺激消化道黏膜,保护消化道,降低消化道肿瘤的发生率。吃饭间,中途不时进点汤水也是有益的。因为这有助于食物的稀释和搅拌,从而有益于胃肠对食物的消化和吸收。若饭前不喝汤,吃饭时也不进汤水,则饭后会因胃液的大量分泌使体液丧失过多而产生口渴,这时才喝水,反而会冲淡胃液,影响食物的吸收和消化。所以,有营养学家认为,饭前吃饭时不断进点汤水的习惯,还可以减少食道炎、胃炎、食道癌、胃癌等的发生。同时发现,那些常喝各种汤、牛奶和豆浆的人,消化道也最易保持健康状态。

汤营养丰富,易于被人体吸收,具有保健功能。无论是荤菜还是素菜都可烹制成各式各样、风味各异的汤,但在做汤时有两点值得注意:一是制作汤的原料一定要新鲜,制作时应与冷水一起下锅,烧煮中途不宜加水,一般以旺火或中火为好。煮汤不宜先放盐,因为盐有渗透作用,会使汤原料中的水分排出、蛋白质凝固,这样汤汁的鲜味就不足。同时,在汤中加适量的味精、香葱、胡椒和姜、蒜等调味品,可使汤更可口。二是在饮汤时,一般人都认为,营养物质都溶在汤里,因此专喝汤,而不吃汤中的菜,实际上这是一种不科学的做法。因为鸡汤、肉汤、鱼汤等汤里的营养成分较低,主要的营养成分还在肉里,如蛋白质在汤里所含的只相当于肉中蛋白质的 7% 左右,其他如脂肪、维生素等含量也都不多,所以汤的主要作用只是以其鲜美的味道刺激胃液分泌,提高食欲,滋润肠胃,帮助消化。

（二）推荐汤品

1. 番茄豌豆抗氧化汤

把豌豆和姜及葱花放在沸水里,煮一会,再加番茄煮 5 分钟,然后再加香油、盐和其他作料就可以了。番茄里含丰富的维生素成分,尤其是番茄红素有很好的抗氧化效果,还可以抵抗紫外线对皮肤的伤害。豌豆里的氨基酸物质可以抗氧化,还含丰富的铬元素,有利于长个子和造血功能,豌豆中的维生素 C、纤维素,对便秘、心脏病都有好处。这两种食物同吃,可以帮助身体抗氧化、改善便秘、皮肤不好、贫血等。

2. 海带紫菜蘑菇抗辐射汤

海带和紫菜,尤其是海带对放射性物质有极强的亲和力,海胶质可以促进体内放射性物质的排出,蘑菇里的纤维素可以促进肠毒的排出和宿便的排出。

3. 滋阴润燥秋季养生汤（百合莲子瘦肉汤）

干莲子 50 g,百合 20 g,瘦肉 100 g,高汤 600 ml,姜 5 g,盐 2 g,淀粉 1 g,食用油 2 ml,枸杞少许、香油 1 ml。做法:将瘦肉切成薄片、百合洗净掰成小片;用淀粉、食用油抓匀腌制 15 分钟;砂锅中放入高汤、姜片、去芯莲子,烧开后转小火煮到莲子软、熟;放入瘦肉大火煮 5 分钟,加百合再煮 2 分钟,撒上枸杞、加盐调味即可。百合是润肺、安神、美容、抗癌的滋补佳品,秋季食用更有滋阴养肺的功效,莲子的矿物质含量非常丰富,食疗功效有养心神,益肾气,健脾胃,少许枸杞和瘦肉,有补肾和增加了蛋白质摄入的作用。

4. 滋补老鸽汤

老鸽子 1 只,红枣 6 粒、党参 2 根、桂圆 10 g、枸杞 5 g、姜片 3 片、盐适量。做法:将老鸽子洗净,斩大件;锅内入适量水,放入姜片;鸽子焯水后放入砂锅中;往锅里加入红枣、桂圆、党参,用大火煮开转小火煲 90 分钟,加入枸杞,再煲 10 分钟,最后入盐调味即可;有滋阴补胃、益智宁神的功效。鸽肉能够壮体补肾、健脑提神、提高人们记忆力,并且还能够降低血压,养颜美容等,是滋补上品,而党参的保健作用也非常好。

5. 茶树菇炖排骨汤

排骨 2 根,茶树菇适量,淮山适量,党参适量,枸杞子适量,盐适量。做法:排骨切大块,茶树菇稍洗一下,所有材料一起入锅加水烧开,文火炖一个多小时加盐调味即可。茶树菇有滋阴壮阳、美容强身之功效,还能抗癌、防衰老,是一种高蛋白、低脂肪、集美容保健于一身的纯天然食用菌。此汤有提高免疫力,补气强身的功效。

6. 紫薯银耳汤

材料:紫薯、银耳、冰糖。做法:将银耳用清水浸泡 1 小时左右,至银耳变软、完全舒展开来,将紫薯去皮切小丁,银耳泡发好后,冲洗掉灰尘等小杂质,再撕成小片。大小其实随意,将银耳放入汤煲内,加水,煮开后转小火炖煮 1 小时,加紫薯和冰糖,继续煮 45 分钟。至紫薯熟透,汤汁黏稠即可。冰糖的用量根据个人口味增减。银耳能提高肝脏解毒能力,保护肝脏,增强机体抗肿瘤的免疫能力。此汤有增强人体的免疫力、补气和血之功效。

五、常用保健养生食品

(一)黑芝麻

1.概述

为胡麻科芝麻的黑色种子,含有大量的脂肪和蛋白质,还有糖类、维生素 A、维生素 E、卵磷脂、钙、铁、铬等营养成分。可以做成各种美味的食品,一般人均可食用。

黑芝麻含有多种人体必需氨基酸,在维生素 E、维生素 B_1 的参与下,能加速人体的代谢功能;黑芝麻含有的铁和维生素 E 是预防贫血、活化脑细胞、消除血管胆固醇的重要成分;黑芝麻含有的脂肪大多为不饱和脂肪酸,有延年益寿的作用。中医中药理论认为,黑芝麻具有补肝肾、润五脏、益气力、长肌肉、填脑髓的作用,可用于治疗肝肾精血不足所致的眩晕、须发早白、脱发、腰膝酸软、四肢乏力、步履艰难、五脏虚损、皮燥发枯、肠燥便秘等病症。黑芝麻在乌发养颜方面的功效,更是有口皆碑。一般素食者应多吃黑芝麻,而脑力工作者更应多吃黑芝麻。黑芝麻所含有的卵磷脂是胆汁中的成分之一,如果胆汁中的胆固醇过高及与胆汁中的胆酸、卵磷脂的比例失调,均会沉积而形成胆结石,卵磷脂可以分解、降低胆固醇,所以卵磷脂可以防止胆结石的形成。现代医学研究结果证实,凡胆结石患者,其胆汁中的卵磷脂含量一定不足,常吃黑芝麻可以帮助人们预防和治疗胆结石,同时还有健脑益智、延年益寿的作用。确实是中老年人常用的保健佳品。

黑芝麻含脂肪油,为油酸、亚油酸、棕榈酸、硬脂酸、花生酸等甘油酯,并含芝麻素(sesamin)、芝麻林酚素(sesamolin)、芝麻酚(sesamol)、胡麻甙(pedaliin)、车前糖(planteose)、芝麻糖(sesamose)等。芝麻素异名:芝麻素、芝麻脂素、芝麻明,芝麻素有抗病毒、杀菌剂、抗氧化剂、杀虫增效剂、治疗气管炎的作用。

黑芝麻补肝肾,益精血,润肠燥。具有治疗头晕眼花、耳鸣耳聋、须发早白、病后脱发、肠燥便秘的功能。用法用量:9 ~ 15 g/d。

2.黑芝麻美食

(1)芝麻蜜糕　用黑芝麻100g,蜂蜜150g,玉米粉200g,白面500g,鸡蛋2个,发酵粉1.5g。先将黑芝麻炒香研碎,和入玉米粉、蜂蜜、面粉、蛋液、发酵粉,加水和成面团,以35℃保温发酵1.5小时,上屉蒸20分钟即熟。有健胃、保肝、促进红细胞生长的作用。

(2)黑芝麻葚糊　用黑芝麻、桑葚各60g,大米30g,白糖10g。将大米、黑芝麻、桑葚分别洗净,同放入石钵中捣烂,砂锅内放清水3碗,煮沸后放入白糖,再将捣烂的米浆缓缓调入,煮成糊状即可。此糊补肝肾、润五脏、祛风湿、清虚火,常服可治病后虚羸、须发早白、虚风眩晕等症。

（3）芝麻核桃粥　用黑芝麻 50 g，核桃仁 100 g，一齐捣碎，加适量大米和水煮成粥。此粥补肝肾，对继发性脑萎缩症有食疗作用。

（4）芝麻木耳茶　生黑木耳、炒焦黑木耳各 30 g，炒香黑芝麻 15 g，共研末，装瓶备用。每次取 5 g，沸水冲代茶饮。此茶能凉血止血，对血热便血、痢疾下血有食疗作用。

（5）芝麻杏仁蜜　黑芝麻 500 g，炒香研末，甜杏仁 100 g，捣烂成泥，与白糖、蜂蜜各 125 g，共置瓷盆内，上锅隔水蒸 2 个小时，离火，冷却。每日 2 次，每次 2 ~ 4 匙，温开水配服。能补肝益肾、润肺止咳，是支气管哮喘病人的食疗方，并有一定防癌作用。

（6）芝麻五味葛根露　葛根 250 g，五味子 125 g，共入锅内水煎 2 次，去渣合汁，同炒香的黑芝麻、蜂蜜各 250 g，共置瓷盆内，加盖，隔水蒸 2 个小时，离火，冷却，装瓶。每日 3 次，每次服 1 匙。有补肾养心、凉血止血、润燥生津之功。对血热、津枯、便秘的动脉硬化患者，常食有益。

（7）黑芝麻枣粥　粳米 500 g，红枣 50 g，黑芝麻 50 g；黑芝麻炒香，碾成粉，锅内水烧热后，将粳米、黑芝麻粉、红枣同入锅，先用大火烧沸后，改用小火熬煮成粥，食用时加糖调味即可。特点：芳香扑鼻，甜润可口，具有补肝肾、乌发等食疗效果。

（二）香菇

1. 概述

香菇是世界第二大食用菌，也是我国特产之一，分布在我国浙江、福建、台湾、安徽、湖南、湖北、江西、四川、广东、广西、海南、贵州、云南、陕西、甘肃等地区。在民间素有"山珍"之称。它是一种生长在木材上的真菌。味道鲜美，香气沁人，营养丰富，素有"植物皇后"美誉。香菇富含维生素 B 群、铁、钾、维生素 D 原，味甘，性平。主治食欲减退，少气乏力。目前中国的香菇年产量为 8 万吨，居世界之首。

干香菇食用部分占 72%，每 100 g，食用部分中含水 13 g、脂肪 1.8 g、碳水化合物 54 g、粗纤维 7.8 g、灰分 4.9 g、钙 124 mg、磷 415 mg、铁 25.3 mg、维生素 B_1 0.07 mg、维生素 B_2 1.13 mg、烟酸 18.9 mg。鲜菇除含水 85% ~ 90% 外，固形物中含粗蛋白 19.9%，粗脂肪 4%，可溶性无氮物质 67%，粗纤维 7%，灰分 3%。香菇多糖能提高辅助性 T 细胞的活力而增强人体体液免疫功能。大量实践证明，香菇有防癌功效，香菇多糖可调节人体内有免疫功能的 T 细胞活性，可降低甲基胆蒽诱发肿瘤的能力。香菇对癌细胞有强烈的抑制作用，对小白鼠肉瘤的抑制率为 97.5%，对艾氏癌的抑制率为 80%。香菇还含有双链核糖核酸，能诱导产生干扰素，具有抗病毒能力。香菇还含有多种维生素、矿物质，对促进人体新陈代谢，提高机体适应力有很大作用。香菇还对糖尿病、肺结核、传染性肝炎、神经炎等起辅助治疗作用，又可用于消化不良、便秘、减肥等。我国不少古籍中记载香菇"益气不饥，治风破血和益胃助食"。民间用来助痘疮、麻疹的诱发，治头痛、头晕。

2. 香菇在制作上注意

①发好的香菇要放在冰箱里冷藏才不会损失营养；

②泡发香菇的水不要丢弃，很多营养物质都溶在水中；

③把香菇泡在水里，用筷子轻轻敲打，泥沙就会掉入水中；

④如果香菇比较干净，则只要用清水冲净即可，这样可以保存香菇的鲜味。

个别人食用香菇后会出现头晕眼花、恶心呕吐、腹胃胀痛等食物过敏现象，有过香菇食用过敏经历的人应该尽量避免或减少对香菇的食用。气虚头晕、贫血、白细胞减少，自身抵抗力下降以及年老体弱者宜食；高脂血症、高血压病、动脉硬化症、糖尿病、肥胖者，癌症病人及癌症患者放疗、化疗后，急慢性肝炎、脂肪肝、胆结石、便秘者，小儿麻疹及小儿佝偻病者，肾炎病人可多吃香菇，顽固性皮肤瘙痒症患者忌食。

（三）银耳

1. 概述

银耳，也叫白木耳、雪耳，有"菌中之冠"的美称。银耳味甘、性平，归肺、胃、肾经，它既是名贵的营养滋补佳品，又是扶正强壮的补药。历代皇家贵族都将银耳看作是"延年益寿之品""长生不老良药"，质量上乘者称作雪耳。

银耳性平无毒，既有补脾开胃的功效，又有益气清肠的作用，还可以滋阴润肺。另外，银耳还能增强人体免疫力，以及增强肿瘤患者对放、化疗的耐受力。因此，在日常生活中，可以在煮粥、炖猪肉时放一些银耳，这样既可以享受美食，又能滋补身体，一举两得。

银耳中含有丰富的蛋白质、维生素等，所以银耳粉有抗老去皱及紧肤的作用，常敷还可以去雀斑黄褐斑等。

（1）银耳的保健作用：

① 银耳能提高肝脏解毒能力，起保肝作用；银耳对老年慢性支气管炎、肺源性心脏病有一定辅助疗效；

②银耳富含维生素 D，能防止钙的流失，对生长发育十分有益；因富含硒等微量元素，它可以增强机体抗肿瘤的免疫力；

③ 银耳富有天然植物性胶质，加上它的滋阴作用，长期服用可以润肤，并有祛除脸部黄褐斑、雀斑的功效；

④银耳中的有效成分酸性多糖类物质，能增强人体的免疫力，调动淋巴细胞，加强白细胞的吞噬能力，兴奋骨髓造血功能；银耳多糖具有抗肿瘤作用；

⑤ 银耳中的膳食纤维可助胃肠蠕动，减少脂肪吸收，从而达到减肥的效果；

⑥ 银耳还能增强肿瘤患者对放疗、化疗的耐受力。

一般人群均可食用，尤其适合阴虚火旺、老年慢性支气管炎、肺源性心脏病、免疫力低下、体质虚弱、内火旺盛、虚痨、癌症、肺热咳嗽、肺燥干咳、妇女月经不调、胃炎、大便秘结患者等，但外感风寒、出血症、糖尿病患者慎用。

2. 制作注意

① 银耳宜用开水泡发，泡发后应去掉未发开的部分，特别是那些呈淡黄色的东西；

②银耳主要用来做甜菜,以汤菜为主;冰糖银耳含糖量高,睡前不宜食用,以免血黏度增高;

③变质银耳不可食用,以防中毒;

④熟银耳忌久放。

3.银耳的选用

①银耳的品质要求:以色泽黄白,鲜洁发亮,瓣大形似梅花,气味清香,带韧性,胀性好,无斑点杂色,无碎渣者为佳品;

②优质银耳呈乳白色或米黄色,略有光泽,朵形盈大、圆整,体积轻松,肉肥厚,无杂质,无脚耳,水发涨性大,略有清香;次质银耳色泽不纯或带灰,耳薄质硬,嚼之有声,耳基未除尽,胀发性差。

4.银耳汤的做法

(1)冰糖银耳汤:夏天,最容易发生中暑,除了避免日晒高温环境外,还可制作冰糖银耳汤解暑。做法:取银耳10g、冰糖30g,将银耳洗净泡发,与冰糖一同放入砂锅内,加水熬成汤。

(2)银耳枣仁汤:夏季白昼时间较长,闷热的天气往往会影响人们的睡眠和休息,许多人一天只能睡上4~6小时,甚至通宵难寐。而银耳枣仁汤对夏日失眠有良好的治疗作用。做法:将银耳15g,洗净泡发,酸枣仁20g,用布包扎,冰糖25g,共放入砂锅内加水煮熬成汤,弃枣仁,即可服用。

(3)银耳明目汤:夏季是红眼病流行的季节,如果经常服用银耳明目汤则有很好的预防作用。做法:取鸡肝50g、银耳10g、枸杞5g、茉莉花24朵共煮。

(4)燕窝银耳羹:夏季是支气管炎、肺心病、高血压以及冠心病人最难熬的时刻,凡属于心肺阴虚型的病人都可服用燕窝银耳羹。做法:取燕窝10g、银耳20g、冰糖适量。将燕窝先用清水氽一下,再放入热水中浸泡3~4小时,然后择去毛绒,再放入热水中泡1小时可取用;银耳用清水浸泡1小时即可。用瓷罐或盖碗盛入燕窝、银耳、冰糖,隔水炖熟后服食。

(四)蜂产品

1.概述

蜂产品是蜜蜂的产物,按其来源和形成的不同可分为三大类:

一是蜜蜂的采制物,如蜂蜜、蜂花粉、蜂胶等;

二是蜜蜂的分泌物,如蜂王浆、蜂毒、蜂蜡等;

三是蜜蜂自身生长发育各虫态的躯体,如蜜蜂幼虫、蜜蜂蛹等。

2.蜂蜜

定义:蜂蜜是蜜蜂采集植物花蜜或分泌物,经过充分酿造而贮藏在巢脾内的甜物质。

它是一种天然营养品,也是人们喜爱的保健食品。

(1) 蜂蜜种类:中国生产的蜂蜜,分为单花蜜和杂花蜜(混合蜜)两类,能形成一定生产规模的单花蜜品种约20余种。主要有:椴树蜜、枣花蜜、益母草蜜、山楂蜜、洋槐蜜、野菊花蜜、野玫瑰蜜、荞麦蜜、五味子蜜、枸杞蜜、荆条蜜、荷花蜜、中蜂蜂蜜、荔枝蜜等。

(2)各种蜂蜜特点简述:

百花蜜:采于百花丛中,汇百花之精华,集百花之大全。清香甜润,营养滋补,具有清热、补中、解毒、润燥、收敛等功效,是主要的传统蜂蜜品种。

冬蜜(鹅掌柴蜜):源于中药树种鸭脚木(八叶五加、鹅掌柴),是岭南特有冬季蜜种。故俗称"冬蜜"。色泽为浅琥珀色,较易结晶,质地优良,味甘而略带特有苦味。除具有蜂蜜之清热、补中、解毒、润燥等功效外,还有发汗解表,能除风湿之功效,对感冒发热、咽喉肿痛、风湿关节痛有较好辅助疗效。从化冬蜜(鹅掌柴蜜)对理气散寒、补脾补血、气虚血亏、润肠、心悸等有食疗保健作用,是带有中药特色的蜂蜜品种,深受东南亚地区人们喜爱。

龙眼蜜:南方特有蜜种,具有龙眼的香气。本品取龙眼益心脾、补气血的作用,有养血安神、开胃益脾、养颜清热润燥、补中之功效。对心脾血虚引起的心悸不安、失眠和记忆力减退也有一定辅助疗效,特别适宜妇女食用。

荔枝蜜:荔枝盛产南方,被誉为"果中之王"。荔枝蜜采自荔枝花蕊之花蜜,气息芳香馥郁,味甘甜,微带荔枝果酸味,既有蜂蜜之清润,又因为蜜蜂酿蜜时添加了各种蜜蜂自己特有的成分,故无荔枝之燥热。因其特殊的生津、益血、理气之功效而成为岭南特有的蜜种,是馈赠远方亲友,"不辞长作岭南人"的特等蜂蜜。

椴树蜜:是我国东北特有蜜种,蜜色为浅琥珀色,具有浓郁的香味,容易结晶,本品有养胃补虚、清热、补中、解毒、润燥的一般蜂蜜功效,还有一定的镇静作用。较受欧洲人喜欢,是难得的森林蜜种。

紫云英蜜:又名红花草蜜或草子蜜,是我国南方春季主要蜜种。具有大自然清新宜人的草香味,甜而不腻,鲜洁清甜,色泽为浅琥珀色。本品除有一般蜂蜜的清热解毒的补中、润澡之功效,还能祛风明目、消肿利尿,对风痰咳嗽、喉痛、火眼痔疮等有一定的辅助疗效,是虚火旺盛人士之保健佳品。

槐花蜜:是春季蜜种。水白透明,质地浓稠,不易结晶,具有清淡幽香的槐花香味,甘甜鲜洁,芳香适口。本产品具有槐花之清热、去湿、利尿、凉血、止血之功效,能保持毛细血管正常的抵抗能力,降低血压,并用于预防中风,同时亦有普通蜂蜜清热、补中、解毒、润燥之功效。为蜜中上品。较适用于心血管病人的保健食用。

桂花蜜:稀有蜜种。采自深山老林冬天开花泌蜜的野桂花花蜜,香气馥郁温馨、清纯优雅,味道清爽鲜洁,甜而不腻,色泽水白透明,结晶细腻。被誉为"蜜中之王"。柃木桂花亦是一种稀有中草药。《中药大辞典》记录:柃木桂花"祛风除湿,治关节疼痛……"其有效成分菊甙已被证明有良好的营养保健作用。桂花蜜同时还有一般蜂蜜的清热、补中、解毒、润燥等功效,深受国内外人士喜爱,在古代则是皇宫的贡品。

黄连蜜:采自我国中草药自然保护区中黄连的花蜜,它继承了蜂蜜的特点及黄连的药性,因此不仅有天然蜂蜜的保健营养价值,尤其具有这种名贵中药的医疗效果。黄连蜜色泽微黄,香味特别,甜中微苦,甜而不腻,真可谓良药并不苦口,疗效却依然。基于特有清热祛湿、泻火解毒、抗菌消炎之功效和镇静、降温、去火的效果,故特别适用于平时烟酒过多,心火旺盛,心情烦躁之人士的食疗保健食用。

五倍子蜜:中药蜜种。采自涩肠止泻的五倍子花蜜,色泽略深,味甘甜,略有中药香气,除有普通蜂蜜特点外,还具有解毒、止腹泻、杀菌及收敛作用,对肺肾双虚、脾肾虚寒、气促喘乏、痰火郁肺有良好辅疗效果。特别适合虚汗、肺虚、肾虚、久泻久痢、痔血、便血等人士日常食疗保健之用。

丹参蜜:丹参蜜是蜜蜂采自中药丹参的花酿造的纯天然蜂蜜,除有蜂蜜天然保健作用外,更具有丹参"生新血、去恶血"功效,适用于女性月经不调、行经腹痛等症。此外,丹参蜜还可以"凉血消肿、清心除烦"。

黄芪蜜:黄芪是治疗气虚不可缺少的药物之一。黄芪蜜采自天然黄芪花花蜜,除了有一般蜂蜜保健作用外,更具有中药黄芪之益卫固表、利水消肿的功效,从而起到升举中气、利尿、减轻肾炎、降低血压、强壮身体的作用。可补气固表,适用于气虚多汗者保健食用。

桔梗蜜:桔梗是治疗咽喉肿痛的主要药,有宣肺散邪、祛痰排脓的功效。桔梗蜜来自于天然桔梗花蜜,既具蜂蜜之清热、补中、润燥的功效,更是适用于外感性的咳嗽、胸闷、痰多者的食疗保健佳品。

枇杷蜜:枇杷蜜是蜜蜂采集开花的枇杷花蜜,经蜜蜂酿造而成。甘甜上口,蜜中上品。除了蜂蜜天然保健作用,枇杷蜜更具有枇杷"主治肺热喘咳、胃热呕吐、烦热口渴"的药效,有清肺、泄热、化痰、止咳平喘等保健功效,是伤风感冒、咳嗽痰多患者的理想选择。

党参蜜:是蜜蜂采自名贵中药材党参花蜜酿造而成。味甘平,色泽呈琥珀色,其除有蜂蜜之特性外,更益于补中、益气生津,对脾胃虚弱、气血两亏、体倦无力、妇女血崩、贫血有辅助疗效,适于体虚、胃冷、慢性胃炎、贫血者保健食用。

益母草蜜:益母草蜜来自我国西南高原无污染药用益母草产区。除了有蜂蜜保健作用外,本品更有去瘀生新、调经活血等作用,适合月经不调、经血过多、产前产后女性食用。对于男性,特别是高血压、冠心病、肾病等人士来说,益母草蜜同样是理想的保健和辅助治疗的健康食品。

枸杞蜜:来自我国名贵中药枸杞子主产区,是蜜蜂采集枸杞花蜜酿造而成,既有蜂蜜传统的营养保健价值,更因它是枸杞的精华,具有补肾益精、养肝明目、润肺止咳之功效。本品适合血气两亏、高血压、体质虚弱、视力下降、贫血、慢性肝炎、中毒性或代谢肝病及胆道系统引起的肝功能障碍等的人士服用。特别适合肾虚腰痛、遗精滑精、工作繁忙的男性食用。

（3）蜂蜜的功效

（1）保健功效

① 保护心血管。蜂蜜有扩张冠状动脉和营养心肌的作用,能改善心肌功能,对血压有调节作用。患心脏病者,每天服用 50 ~ 140 g 蜂蜜,1 ~ 2 个月内病情可以改善。高血压者,每天早晚各饮一杯蜂蜜水,也有益健康。动脉硬化症者常吃蜂蜜,有保护血管和降血压的作用。

② 保护肝脏,促使肝细胞再生,对脂肪肝的形成有一定的抑制作用。

③ 补充体力,蜂蜜能迅速补充体力,消除疲劳,增强对疾病的抵抗力。

④ 杀菌作用,经常食用蜜糖,不仅对牙齿无妨碍,还能在口腔内起到杀菌消毒的作用。

⑤ 治疗皮肤伤害,特别是烫伤,将蜂蜜当作皮肤伤口敷料时,细菌无法生长。

⑥ 治疗失眠。失眠的人在每天睡觉前口服 1 汤匙蜜糖（加入 1 杯温开水内）,可以帮助尽快进入梦乡。

⑦ 润肠通便。

⑧ 提高免疫力。蜂蜜中含有的多种酶和矿物质,发生协同作用后,可以提高人体免疫力。实验研究证明,用蜂蜜饲喂小鼠,可以提高小鼠的免疫功能。

国外常用蜂蜜治疗感冒、咽喉炎,方法是用一杯水加 2 匙蜂蜜和 1/4 匙鲜柠檬汁,每天服用 3 ~ 4 杯。

⑨ 促进消化。研究证明,蜂蜜对胃肠功能有调节作用,可使胃酸分泌正常。动物实验证实,蜂蜜有增强肠蠕动的作用,可显著缩短排便时间。

蜂蜜对结肠炎、习惯性便秘有良好功效,且无任何副作用。蜂蜜可使胃痛及胃烧灼感消失,红细胞及血红蛋白数值长高。患胃十二指肠溃疡的人,常服用蜂蜜,也有辅助作用。

⑩ 促进长寿。苏联学者曾调查了 200 多名百岁以上的老人,其中有 143 人为养蜂人,证实他们长寿与常吃蜂蜜有关。

（2）护肤美容功效:新鲜蜂蜜涂抹于皮肤上,能起到滋润和营养作用,使皮肤细腻、光滑、富有弹性。

① 蜂蜜面膜。用蜂蜜加 2 ~ 3 倍水稀释后,每天涂敷面部。也可用麦片、蛋白加蜂蜜制成面膜敷面,使用时按摩面部 10 分钟,使蜂蜜的营养成分渗透到皮肤细胞中。

② 甘油蜂蜜面膜。取一份蜂蜜,半份甘油,三份水,加适量面粉调和后,制成面膜,每次在脸上敷 20 分钟左右,再用清水洗净,可使皮肤滑嫩、细腻。

③ 蛋蜜膜。新鲜鸡蛋一个,蜂蜜一匙,将两者搅拌均匀,用软刷子涂刷在面部后进行按摩。待自然风干后,用清水洗净。每周两次,具有润肤去皱、益颜美容的功效。

④ 冬季皮肤干燥,可用蜂蜜代替防裂膏。用少许蜂蜜调和水后涂于皮肤,可防止皮

肤干裂。

（3）抗菌消炎、促进组织再生：优质蜂蜜在室温下放置数年不会腐败，表明其防腐作用极强。实验证实，蜂蜜对链球菌、葡萄球菌、白喉等革兰阳性菌有较强的抑制作用。将蜂蜜涂于患处，可减少渗出、减轻疼痛，促进伤口愈合，防止感染。

（4）促进儿童生长发育：东京大学研究人员的大规模临床实验表明，加吃蜂蜜的幼儿与加吃砂糖的幼儿相比，前者体重、身高、胸围、皮下脂肪增加较快，皮肤较光泽，且少患痢疾、支气管炎、结膜炎、口腔炎等疾病。

3. 蜂花粉

蜂花粉是有花植物雄蕊中的雄性生殖细胞，它不仅携带着生命的遗传信息，而且包含着孕育新生命所必需的全部营养物质，是植物传宗接代的根本，热能的源泉。蜂花粉是由蜜蜂从植物花中采集的花粉经蜜蜂加工成的花粉团，被誉为"全能的营养食品""浓缩的天然药库""全能的营养库""内服的化妆品""浓缩的氨基酸"等，是"人类天然食品中的瑰宝"。

蜂花粉的种类，主要依据粉源植物来区分，如茶花粉、油菜粉等。我国的粉源植物种类繁多，但多数在开花时，蜜蜂所采集的花粉仅够蜜蜂本身繁殖的需要，不能提供为商品性的花粉，只有少数在开花时，蜜蜂能采集到大量的花粉，养蜂者才能收集到蜂花粉。在我国，最常见的蜂花粉有十几种。它们分别是油菜花粉、玉米花粉、向日葵花粉、荞麦花粉、芝麻花粉、瓜花粉、荷花粉等。

4. 蜂胶

蜂胶是蜜蜂从植物芽孢或树干上采集的树脂（树胶），将其混入其上腭腺、蜡腺的分泌物加工而成的一种具有芳香气味的胶状固体物，是蜂巢的保护伞。一个 5 万 ~ 6 万只的蜂群一年只能生产蜂胶 100 ~ 150 g，被誉为"紫色黄金"。

蜂胶的作用可以概括为六抗、四降、一增一清一美一促，即抗感染、抗病毒、抗肿瘤、抗氧化、抗疲劳、抗辐射；降血脂、降血糖、降血压、降胆固醇；增强免疫、清除自由基、美容、促进组织再生。其中，蜂胶最显著的作用是对细菌、真菌、病毒都具有抑制、杀灭作用，是一种珍贵的天然广谱抗生物质。

（五）大豆

1. 概述

大豆，古称菽，种子含有丰富蛋白质的豆科植物，是豆荚类谷物的总称。为豆科，大豆属一年生草本植物，原产我国。中国古称菽，而篆文中的豆，就像种子在豆荚中的样子。豆的角叫豆荚，豆的叶叫豆藿，豆的茎叫豆萁。我国自古栽培，至今已有 5 000 年的种植史。现在全国普遍种植，在东北、华北、陕、川及长江下游地区均有出产，以长江流域及西南栽培较多，以东北大豆质量最优。世界各国栽培的大豆都是直接或间接由我国传播出去的。大豆含有丰富的营养成分如蛋白质、异黄酮、低聚糖、皂苷、磷脂、核酸等,大豆富含植物蛋白,是植物中唯一的优质蛋白,由于它的营养价值很高,被称为"豆中之王""田中之肉""绿色的牛乳"等。

大豆呈椭圆形、球形,颜色有黄色、淡绿色、黑色等,故又有黄豆、青豆、黑豆之称。大豆味甘、性平,入脾、大肠经,能杀乌头、附子毒;具有健脾宽中,润燥消炎、清热解毒、益气的功效;主治疳积泻痢、腹胀羸瘦、妊娠中毒、疮痈肿毒、外伤出血等。黄豆还能抗菌消炎,对咽炎、结膜炎、口腔炎、菌痢、肠炎有效。

大豆最常用来做各种豆制品、豆油、酱油和提炼蛋白质,以提高吸收率和消化率。豆渣或磨成粗粉的大豆用于禽畜饲料,大豆的保存时间较长,可存放一年之久,故可储备,以应不时之需;大豆发酵制品,包括豆豉、豆汁、黄酱及各种腐乳等,都是用大豆或大豆制品接种霉菌发酵后制成的。大豆及其制品经微生物作用后,消除了抑制营养的因子,产生多种具有香味的物质,因而更易被人体消化吸收。大豆是数百种天然食物中最受营养学家推崇的食品。

2. 大豆的保健作用

(1)增强机体免疫功能,大豆含有丰富的蛋白质,含有多种人体必需的氨基酸,还有大豆皂甙,可以提高人体免疫力。

(2)防止血管硬化,黄豆中的卵磷脂可除掉附在血管壁上的胆固醇,防止血管硬化,预防心血管疾病,保护心脏。大豆中的卵磷脂还具有防止肝脏内积存过多脂肪的作用,从而有效地防治因肥胖而引起的脂肪肝。

(3)通导大便,大豆中含有的可溶性纤维,既可通便,又能降低胆固醇含量。

(4)降糖、降脂,大豆中含有一种抑制胰酶的物质,对糖尿病有一定的辅助治疗作用。大豆所含的皂甙有明显的降血脂作用,同时,可抑制体重增加。

(5)大豆异黄酮是一种结构与雌激素相似,具有雌激素活性的植物性雌激素,能够减轻女性更年期综合征症状、延迟女性细胞衰老、使皮肤保持弹性、养颜、减少骨丢失,促进骨生成、降血脂等。

大豆适合于大多数人群食用,但消化功能不良、有慢性消化道疾病的人应尽量少食,患有严重肝病、肾病、痛风、消化性溃疡、低碘者应禁食,患疮痘期间不宜吃黄豆及其制品。

3. 食用大豆的注意事项

(1)生大豆含有不利健康的抗胰蛋白酶和凝血酶,所以大豆不宜生食,夹生黄豆也不宜吃,不宜干炒食用。

(2)黄豆通常有一种豆腥味,很多人不喜欢。如在炒黄豆时,滴几滴黄酒,再放入少许盐,这样豆腥味会少得多,或者在炒黄豆之前用凉盐水洗一下,也可达到同样的效果。

(3)食用时宜高温煮烂,不宜食用过多,以碍消化而致腹胀。

4. 食用方法

(1)豆腐:豆腐营养极高,含铁、镁、钾、烟酸、铜、钙、锌、磷、叶酸、维生素 B_1、卵磷脂和

维生素 B_6。每 100g 结实的豆腐中,水分占 69.8%,含蛋白质 15.7g、脂肪 8.6g、碳水化合物 4.3g 和纤维 0.1g,能提供 611.2 千焦的热量。豆腐里的高氨基酸和蛋白质含量使之成为谷物很好的补充食品。豆腐脂肪的 78% 是不饱和脂肪酸并且不含有胆固醇,素有"植物肉"之美称。豆腐的消化吸收率达 95% 以上。两小块豆腐,即可满足一个人一天钙的需要量。

豆腐为补益清热养生食品,常食可补中益气、清热润燥、生津止渴、清洁肠胃。更适于热性体质、口臭口渴、肠胃不清、热病后调养者食用。现代医学证实,豆腐除有增加营养、帮助消化、增进食欲的功能外,对齿、骨骼的生长发育也颇为有益。豆腐不含胆固醇,是高血压、高血脂、高胆固醇症及动脉硬化、冠心病患者的药膳佳肴。也是儿童、病弱者及老年人补充营养的食疗佳品。豆腐含有丰富的植物雌激素,对防治骨质疏松症有良好的作用。还有抑制乳腺癌、前列腺癌的功能。

(2)黄豆汤:用黄豆和干香菜、葱白、白萝卜一起煮汤,加入适量调味品,煮至黄豆熟烂即可。此汤味道鲜美,营养丰富,可以治疗感冒等症。

(3)黄豆芽:黄豆芽炒、拌、煮皆可食用,经常吃黄豆芽可以预防心脑血管疾病,有健脑、抗癌的作用。黄豆芽也是很好的减肥、美容食品。

(4)豆浆:黄豆磨浆食用对胃炎、肝炎、高血脂等皆有疗效。

(编写:苏红卫、沈宏春、汤艳、小杨艳、谢惠波、且亚玲)

第四章　养生流派简介

中国养生文化历史悠久,风格独特,内容博大精深,在其漫长的历史发展过程中,形成了众多流派,它汇集了我国历代劳动人民防病健身的众多方法,揉和了儒、道、佛及诸子百家的思想精华,堪称一棵充满勃勃生机和浓厚东方神秘色彩的智慧树。探索中国养生文化这棵古老而神秘的东方智慧之树,不但有利于弘扬传统文化,而且符合当今世界科学发展趋势。

第一节　道家养生

一、道家养生思想

中国道家养生历史悠久,博大精深,其核心是内丹养生之道;其理论基础主要为中国传统的生命科学理论;其主旨是让人们的生活方式"道法自然",有规律地生活,进而达到"乐天知命,掌握人类自身生命密码,同时掌握宇宙天地人大自然万物生命变化的规律",最终让全人类达到健康长寿、平生事业获得成功。

道家是以先秦老子、庄子学说为中心的哲学流派。道家学说的创始人是春秋时代的老子。老子,姓李,名聃,春秋末期著名的思想家,同时也是一个著名的养生理论家和实践者。《史记·老子韩非列传》称:"盖老子百有六十余岁……以其修道而养寿也。"老子之所以能够活到160余岁,这首先得力于他本人主观上十分重视"长生久视之道",甚至把养生治身置于治国平天下之上。老子一方面是"修道而养寿"的身体力行者,另一方面又在长期的养生实践中摸索出了一整套带有道教色彩的养生理论和养生方法,其代表作是

《道德经》(又名《老子》)。《道德经》一书是对宇宙本体、政治和人生观的探讨,其思想核心是"道",其学术思想基本上是属于自然主义的哲学。"道"衍生宇宙万物,是一个形而上的实体,孕育和推动宇宙万物;它无形、无象、无声、恍兮惚兮,若有若无,超越时空。在《道德经》中十六章曰:"致虚极,守静笃。万物并作,吾以观复。夫物芸芸,各复归其根。归根曰静,静曰复命。复命曰常,知常曰明。不知常,妄作凶。知常容,容乃公,公乃全,全乃天,天乃道,道乃久,没身不殆。"

老子的思想充满了形而上的深邃与魅力,认为"人法地,地法天,天法道,道法自然",天地皆以自然状态而运行、存在。人的自然本性是无知、无欲、柔静不争,像初生的婴儿般纯真、质朴,因而一切导致人类对名利的追逐都应该摒弃,从"自然无为"的原则出发,老子认为人是自然的生命,具有独特的价值,一个"得道"的人是不受任何外在束缚的,因而具有独立的人格;在名利与生命之间,"身重于物""祸莫大于不知足",生命贵于名利,因此为政者应懂得自然之道,顺直人的天性;为政治国的最高理想应是清静无为,小国寡民,没有纷争,没有烦恼;为人处世的最高境界立是虚静寡欲、退守无争。

老子的这一思想通常被认为是反对社会进步,否定社会文明的;然而,在物质文明高度发达的今天,老子所构筑的这一质朴温馨、纯真自然、安闲自适的社会生活图景正是人们对诗意地栖居、生活的期待。

道家学说的另一代表人物是庄子。庄子(约公元前369～前286年),宋国蒙(今河南商丘东北)人,做过蒙地方的漆园吏,与梁惠王、齐宣王同时,曾麻鞋布衣去拜见梁惠王,又拒绝楚威王以厚礼高官的聘请。庄子终身深研学问,"其学无所不窥,然其要本归于老子之言。其著书十余万言"。(《史记·老庄申韩列传》)庄子是春秋战国诸子百家中的重要学派代表,也是老庄道家学说的重要表述者,现存《庄子》一书。《庄子》一书体大思精,文字汪洋自恣,从人文意识到社会观念都有重大建树,并对后世产生不可估量的影响。探讨人的生存境界是庄子及其学派的根本旨义,它体现中国人文意识的丰厚内涵。首要之处是它从哲学上揭示万物之源——道,道是一切自然世界、社会人心的本原,一切自然运转、社会变化、人心向背无不依归于此,故称"天倪"或"天钧"。而人生的全部所为就在于顺从自然来和同天道,达到"齐物",达到"天人合一"的理想境界。这是一个"养生"即维护生命本性的过程,其实现手段就是"心斋",用排除外界声色炫惑和清洗内心的欲念达到维系自我心身浑朴完整。因此,在道德论上观照,人别无所求,生存的全部意义在于返璞归真,固守天性;基于此,人生也就无所谓死,无所谓生;无所谓荣,无所谓辱;无所谓是,无所谓非。没有任何衡之四海而皆准的绳墨,没有任何价值标准来对任何事情作出判断,一切都是相对而言的。因为天道本身就是一个统一体,一切可指可言之物都不过是人为对它的宰割,均是伤天害理、伤心害性的。人既生存此世,要立身安命,超越人为返归天道,臻为神人至人,是为最高境界。

道家的宗旨之一,是追求长生不老。通过养生、避世、清心、寡欲等方式而达到却病延年的目的。在《庄子刻意》篇曰:"刻意尚行,离世异俗,高论怨诽,为亢而已矣。此山谷之士,非世之人,枯槁赴渊者之所好也。语仁义忠信,恭俭推让,为修而已矣。此平世之士,教诲之人,游居学者之所好也。语大功,立大名,礼君臣,正上下,为治而已矣。此朝廷之士,尊主强国之人,致功并兼者之所好也。就薮泽,处闲旷,钓鱼闲处,无为而已矣。此江海之士,避世之人,闲暇者之所好也。吹呴呼吸,吐故纳新,熊经鸟申,为寿而已矣。此道引之士,养形之人,彭祖寿考者之所好也。若夫不刻意而高,无仁义而修,无功名而治,无江海而闲,不道引而寿,无不忘也,无不有也。淡然无极而众美从之。此天地之道,圣人之德也。故曰:夫恬惔("惔"同"淡")寂寞,虚无无为,此天地之平而道德之质也。故曰:圣人休休焉则平易矣。平易则恬惔矣。平易恬,惔则忧患不能入,邪气不能袭,故其德全而神不亏。故曰:圣人之生也天行,其死也物化。静而与阴同德,动而与阳同波。不为福先,不为祸始。感而后应,迫而后动,不得已而后动。去知与故,循天之理。故无天灾,无物累,无人非,无鬼责。其生若浮,其死若休。不思虑,不豫谋。光矣而不耀,信矣而不期。其寝不梦,其觉无忧。其神纯粹,其魂不罢。虚无恬淡,及合天德。故曰:悲乐者,德之邪;喜怒者,道之过;好恶者,德之失。故心不忧乐,德之至也;一而不变,静之至也;无所于忤,虚之至也;不与物交,惔之至也;无所于逆,粹之至也。故曰:劳而不休则弊,精用而不已则劳,劳则竭。水之性,不杂则清,莫动则平;郁闭而不流,亦不能清;天德之象也。故曰:纯粹而不杂,静一而不变,惔而无为,动而以天行,此养神之道也。"

在中国道士既是宗教人士,也是医药学家、养生家,正因如此,道家思想对中医养生学的形成与发展的影响是巨大的。甚至有人认为是道家开创了养生学。道家学说的内容,以自然天道观为主,其注意力主要是着眼于人的本身,对自我的生命活动具有丰富的体验。他们追求的是生命本质的解脱和精神的安宁,尤其强调精神的超然与人格的独立,渴望人生的自由,因此他们的学说包含更多的养生内容。

道家所主张的"道",是指天地万物的本质及其自然循环的规律。自然界万物处于经常的运动变化之中,道即是其基本法则。《道德经》就是关于"道"的具体阐述。所以,人的生命活动符合自然规律,即"是谓深根,固柢,长生久视之道",才能够使人长寿。这是道家养生思想的根本观点。

二、道家养生的贡献

道家思想中,清静无为,返璞归真,顺应自然,贵柔及动形达郁等主张对中医养生学有很大的影响,主要体现在下述几个方面:

(一)提出"精气神"等基本概念

天有三宝,日、月、星,地有三宝,水、火、风,人有三宝,精、气、神! 道家认为得气是构成万物的要素,万物的生成与毁灭,都是由于"气"的凝聚或消散的缘故。"人之生,气之聚也。聚则为生,散则为死。"(《庄子·知北游》)精的充盛是人体健康、却病延年的关键所在。"精存自生,其外安荣。"(《管子·内业》)至于神,它与精一样"四达并流,无所不极,上际于天,下蟠于地,化育万物"《庄子·刻意篇》。道家提出的"精气神"概念,为中国养生理论的创立奠定了重要的理论基础,

(二)阐述了养生的原则和意义

老子认为"其安易持,其未兆易谋,其脆易泮,其微易散。为之于未有,治之于未乱"(《老子·六十四章》)。显然"治未病"思想就是道家这种朴素的辩证法思想与医疗经验相结合的产物。老子还强调"夫唯病病,是以不病"(《老子·七十一章》),只有经常害怕生病,才不会得病。害怕生病,并非整天担心怕生病,而是要采取措施去防病。这些都是有积极的养生意义。

(三)崇尚自然,提倡清静无为

道家崇尚自然,提倡"返璞归真""清静无为"。"清静"主要指的是心神宁静,"无为"指的是不轻举妄动,不违反自然规律做事,不要有过多的欲望。人之神静,有如浊水,静之徐清。清静无为是指人们的思想要安静、清闲,不要有过多的欲望,这样就能使神志健全,精气内守,而致益寿延年。庄子除了继承老子思想,提出了"虚静恬淡,寂寞无为"(《庄子·天道》)的主张,还阐述了静以养神、养精的道理,"水静犹明,而况精神",此外,道家还提出了一些静养的具体方法,如"少私寡欲"(《老子·十九章》),"甘其食、美其服、安其居、乐其俗"(《老子·八十章》)等。

(四)创立了气功养生法

在长期的实践中,道家汲取了民间流传的宣导养生术的精华,创立了一套顺乎自然的气功养生方法。前述《庄子·刻意篇》中的"吹呴呼吸,吐故纳新,熊经鸟申"就是典型例子。所谓"吹呴呼吸"即是一种顺乎自然,使真气来至,废气排出的调气法。后来,南北朝的医药学家陶弘景在《养性延命录》中概括为"纳气有一,吐气有六。纳气者,谓吸也;呼气有六者,谓吹、呼、唏、呵、嘘、咽,皆出气也。吹以去风,呼以去热,唏以去烦,呵以下气,嘘以散滞,咽以解极",便广为流传开来。目前仍在气功界广泛应用。后来华佗在此基础上创立了"五禽戏","一曰虎,二曰鹿,三曰熊,四曰猿,五曰鸟。亦以除疾,兼利蹄足",至今华佗创立的"五禽戏"仍然为人类却病延年服务。

(五)促进了房中术的形成

房中术又名"玄素",是中国古代的性科学。从现代性科学的观点来看,房中术主要

包含有关性的常识、性技巧、性功能障碍治疗与受孕等方面,同时它又不局限于性,而是把性与气功、养生结合在一起,和追求长生不老或延年益寿结合在一起。目前从史籍中看到的是,它最早出现于汉代,而且和道家关系极为密切。长期以来,房中术被人们涂上一层神秘、玄虚的色彩,但实际上它在很大程度上代表着中国古代的性学理论。房中术的形成与道家学说的兴起有密切关系。道家认识到有节制的性生活有助于身心健康。这对《内经》有很大影响,《内经》多次提到纵欲的危害及节欲的好处,如"若入房过度……则伤肾"(《黄帝内经·灵枢·邪气脏腑病形篇》),"淫邪不能惑其心……所以能年皆度百岁,而动作不衰者"(《黄帝内经·素问·上古天真论》)等。

(六)武当武术

武当武术是道教文化不可分割的一部分,把中国古代太极、阴阳、五行、八卦等哲学理论,用于拳理、拳技、练功原则和技击战略中,其本质上是探讨生命活动的规律。武当武术是武当道教在探索生命的过程中产生出的光辉结晶。

武当武术是以无极、太极、两仪为一整体。其中以太极拳、两仪拳、武当剑、形意拳、八卦掌等内家拳种作为代表。具有传统而独特风格的武术流派。它以道教哲学和道教理论为指导,结合道教医学、易学、内丹养生学等人体科学共性及规律,把武术技击与健身强体融为一体,形成讲究人体经络穴位,注重练好坚实内功根基,由内气练入而达到外强的内外统一的功夫。以气发力,借力打力,擅长以柔克刚,以静制动,具有刚柔相济、避实就虚、灵活圆转等"内家派"特点。

武当功夫以其松沉自然、外柔内刚,行功走架如浮云流水连绵不绝的独特风格在武林中独树一帜,成为中国功夫的主要流派。

总之,道家养生思想在中医养生学形成与发展中起着重要的作用,但是,道家早期老庄的养生法含有消极的思想,主张消极地顺应自然,这与我们强调发挥主观能动性,改造自然、顺应自然的观点是不符的,这一点是我们在学习研究道家养生文化时必须注意的。

第二节　儒家养生

一、儒家养生概述

儒家学派创始于春秋末期,后世把孔子、孟子作为儒家学说的代表人物。其学术思想被后世封建社会统治阶级封为正统思想,对中华民族精神生活影响很大,一直是我国古代思想史上的中坚学派,也是封建社会统治数千年的"官学",儒家文化思想对中国文化的影响很深,几千年来的社会,所传授的不外《四书》《五经》,传统的责任感思想、节制思想和忠孝思想,都是它和专制统治结合的结果,因此,儒家思想是连同当代在内的主流思想,自然对养生学产生了极大的影响。

儒家思想对医学的影响十分深远,医学史上就有"医儒不分"的说法。儒家思想不是宗教。子曰:"敬鬼神而远之。"说明孔子其实不讲玄幻鬼神之事,它关心的是人和社会,是人类永恒的课题。儒家对宇宙各种现象有自己的解释,而且相信人间各种道德礼节都源于形而上的宇宙自然规律,而人则通过践行这些道德礼节来达到天人合一。"贵生"和"有为"是儒家养生思想的基本出发点。儒家学派从现实主义的人生观出发,重视生命的社会价值。其学说体系中蕴涵着浓厚的生命意识,重视人与人、人与社会的关系,从社会秩序和人伦道德的角度谈论养生,"贵生"是儒家养生思想的基本出发点。儒家主张以"中庸"为修身养性之法,并且儒家的鼻祖孔子又是养生的主张者和力行者,孔子活了73岁,在当时算非常高寿了。因此儒家的养生方法丰富了中医养生学的内容,促进了中医养生理论的形成。

儒家对中医养生学影响最深者莫过于"中和观"。《中庸》是专门阐述中和观的。《中庸》指出:"喜怒哀乐之未发,谓之中;发而皆中节,谓之和。中也者,天下之大本也。和也者,天下之达道也。致中和,天地位焉,万物育焉。"就是说,人的修养能达到中和的境界时,就会产生"天地位焉,万物育焉"的效果。

二、儒家养生的贡献

儒家思想对养生的贡献主要体现在以下几点:

(一)强调精神调摄

修身养性就是精神养生或调摄,是最重要的养生内容,因为精神与形体之间,具有统帅支配作用的是精神。《礼记·缁衣》说:"心以体全,亦以体伤。"儒家中"仁"的学说指出:"己所不欲,勿施于人""己欲立而立人,己欲达而达人"。可见平和的心态对修身养性非常重要;养生必须首先要强调精神调摄,而最好的方法是减少物质欲望,即所谓"养心莫善于寡欲"《孟子·尽心下》。人生存在着欲望是正常的,然而只能在社会许可的条件下实现欲望,不可有过分的要求。《论语·颜渊》中说:"非礼勿视,非礼勿听、非礼勿言、非礼勿动。"并提出了君子三戒,即"少之时,血气未定,戒之在色;及其壮也,血气方刚,戒之在斗;及其老也,血气既衰,戒之在得"。知足常乐,"欲而不贪",儒家提倡中庸之道,主张勤俭节用,克己复礼。孔子曰:"欲而不贪,泰而不骄。"他常以"修己""克己"约束自己,不放纵自己的欲望,顺应天道,养气中和,以养其身;只有这样才能产生知足常乐的作用。孔子曾高度赞扬自己的弟子颜回"一箪食,一瓢饮,在陋巷"的乐观人生情怀。

《庄子·人间世》中有一段孔子和他的学生颜回关于修身养性的对话。回曰:"敢问心斋?"仲尼曰:"若一志,无听之以耳而听之以心,无听之以心而听之以气!听止于耳,心止于符。气也者,虚而待物者也。唯道集虚。虚者,心斋也。"颜回曰:"回益矣。"仲尼曰:"何谓也?"曰:"回忘仁义矣。"曰:"可矣,犹未也。"他日复见,曰:"回益矣。"曰:"何谓也?"曰:"回忘礼乐矣。"曰:"可矣,犹未也。"他日复见,曰:"回益矣。"曰:"何谓也?"曰:"回坐忘矣。"仲尼蹴然曰:"何谓坐忘?"颜回曰:"堕肢体,黜聪明,离形去知,同于大通,此谓坐忘。"仲尼曰:"同则无好也,化则无常也,而果其贤呼!丘也请从而后也。"从中可以看出,孔子对修身养性造诣颇深,说明精神调摄是以人的精神修养和道德品行为主的"修身"为养生的核心。

讲孝道是养生的重要内容,《孟子》云:"爱人者人恒爱之,敬人者人恒敬之。""老吾老以及人之老,幼吾幼以及人之幼。"孝的基本含义就是"善事父母"。养亲就是保证父母物质需要的供养。子女在幼小时受到父母的抚养和教育,而当父母年老体衰丧失劳动能力时,子女则有赡养、扶助和报答父母养育之恩的社会责任感。更重要的是在赡养的过程中体现出"敬"。每个人生下来都离不开父母亲人的养育,在这种养育的亲密关系中,必会自然地形成子辈对养育自己的父母亲人的爱戴、尊敬之情。

儒家提倡孝道要推及于人,要行忠恕之道,如果将对父母之敬爱,对兄长之尊重(即孝悌)精神推及于人,那一定会"老吾老以及人之老,幼吾幼以及人之幼"(《孟子·梁惠王上》),如此,不仅会和睦九族,以亲乡里,而且会以君为父而忠君,以民为本而爱民,由追祖宗而爱祖国,以师为父而尊师,以长老为父兄而敬老尊长等等,从而处理好一切人际关系。如果全社会范围内的人都做到了"亲亲""敬长",那么整个社会就会稳定。

"夫孝,始于事亲,中于事君,终于立身。"(《孝经·开宗明义章》)立身然后方可言孝。而中国古代的"立身",不外乎"立德、立言、立功"三不朽,这三者之间虽有区别,但总体上来看,都已不再是局限于家庭内侍候父母的范围,而是一种社会的事业。修身齐家治国平天下,这是儒家始终不移的追求。立身之孝就会导致先天下之忧而忧的国事关怀,因此儒家着眼于社会、道德和伦理层面讲"孝"对养生肯定有积极意义。

"和为贵"是儒家养生的重要理念,孔子在《论语》中曰:"礼之用,和为贵。"《中庸》云:"和也者,天下之达道也。"孟子提出:"天时不如地利,地利不如人和。"荀子提出:"万物各得其和以生。"可见"和"的思想是中华民族普遍具有的价值观念和人生追求。"和"就是强调"天人调谐",其包括和谐、和睦、和平、和善、祥和、中和等含义,蕴涵着和以处众、和衷共济、共生共荣、政通人和、内和外顺等深刻的处世哲学和人生理念。"和"的思想,是人类文明的重要组成部分,是养生健身之道,也是经商发财之道、社会发展之道。

(二)注重劳逸结合,养护身体

合理的安排生活,注意起居有常,劳逸适度,饮食有节等,是护养身体的基本原则,如

《孔子家语》中说："若夫智士之人,将身有节,动静以义,喜怒以时,无害其性,虽得寿焉,不亦宜夫。"宋代严用和在《济生方》中提到："善摄生者,谨于和调,一饮一食,使入于胃中,随消随化,则无滞留之患;若禀受怯弱,饥饱失时,或过餐五味,鱼腥乳酪,强食生冷果菜,停蓄胃脘,遂成宿滞。"《黄帝内经》说:"智者之养生也……和喜怒而安居处""志意和则精神专直,魂魄不散,悔怒不起,五脏不受邪矣。"《千金要方》中指出:"善摄生者,无犯日月之忌,无失岁时志和",可见儒家十分注重对身体的养护和劳逸结合以调摄身体,是重要的身体养护的理论、原则和方法。

(三)倡导饮食卫生

《论语·乡党》指出:"食不厌精,脍不厌细,食饐而餲,鱼馁而肉败则不食;色恶不食;失饪不食;不时不食。"饮食精,则营养丰富,脍宜细,则味道美,可增进食欲,有利于消化吸收。并且,提醒人们一定要食新鲜、清洁的食物,以防止疾病的发生。强调了食品要精细、烹调要得当,进餐要定时,经久变味、腐败发臭的食物不宜食用等饮食卫生要求。同时,也提出了调和饮食五味,要顺应四时的原则。后世的饮食养生观有许多是从孔子饮食养生方面的创见中发展起来的。

(四)"仁"者寿

孔子提出"仁者寿""智者寿"。"仁"是修养品德,勤奋学习的结果。仁德之人乐观大度,没有忧愁。孔子说:"发奋忘食,乐以忘忧,不知老之将至云尔。"这种勤奋好学品德是孔子所提倡的"学而不思则罔,思而不学则殆"的治学精神。"君子坦荡荡,小人长戚戚";"知者不惑,仁者不忧,勇者不惧"。仁德之君子,心胸开朗,积极向上,精神乐观豁达,使自己处于平衡状态,是长寿的基本原因之一。

对一项百岁长寿老人的调查表明,长寿者的生活方式和习惯各式各样,五花八门,但有两条是共同的,一是乐观,二是勤劳;社会调查证明,与人为善有利于健康。"仁者寿"的观点早在2000多年前中国养生文化就深刻认识到并付诸实践,十分难能可贵。

(五)兴趣广泛

儒家的代表人物孔子一生追求的政治抱负没有实现,没有得到当政者的重用,生前生活艰辛,颠沛流离,其中的辛酸苦辣难以想象,能享73岁的高寿,在当时是奇迹。除了他科学地遵循上面所谈的一些养生原则和方法外,兴趣广泛,多才多艺也是保证身心健康的重要条件。孔子自言他的一生是"志于道,据于德,依于仁,游于艺",这的确是对他一生的生活的概括总结。孔子知识渊博,爱好广泛,他不仅精通诗、书,为后世留下了宝贵的精神财富,而且对"六艺"——礼、乐、射、御、书、数等各种活动的造诣达到了非常高的水准。他十分欣赏"乐而不淫,哀而不伤"的乐曲。正是这种广泛的兴趣爱好,陶冶的性情,促进了健康长寿。由此可见,广泛的兴趣爱好,不仅陶冶情操,也是促进长寿的重要原因。

第三节　佛家养生

佛门僧侣,素有"苦行僧"之称,他们生活简单朴素,但长寿者却比比皆是。例如明朝万历年间有位僧人名唤无瑕,在摩空岭上积茅而居,以野果为食,活到一百二十六岁,其肉身保存在安徽省池州市青阳县境内的九华山,是长寿的奇迹。佛家养生法以其独有的宇宙观、人生观解除人的心理疾患和障碍,通过心理调整达到治疗身心疾病的目的。

一、佛家养生思想

(一) 养神

即心理和精神的调养,佛教强调:"养心莫善寡欲,至乐无如读书。"读书属于养生的内容,是养神的方法。音乐也是一种精神养生的方法之一,佛教音乐清新典雅,超凡脱俗,其音意幽远深长,唱闻者可身心合一,忘物忘我,胸襟豁然,神意情动,从而起到调节人体的精神状态,镇静安神,调养身心的作用。

(二) 养行

佛教养生有衣食具足,闲居静处,息诸劳作,近善行事的养生行为准则。衣、食、住、行等生活起居行为有一定的规范,佛教节俭自足,僧侣们要靠自己的劳动获取粮食和蔬菜,以自给自足。佛教的禅宗派有"一日不做,一日不食"的规矩。另外学习佛学思想通过"动脑"的劳动,锻炼自己的身体,以利养生。

(三) 养德

佛家以慈善为怀,修行者大都性格温和,心情平静,养心是佛家养生的一大重要内容,佛教的"仁者寿",指宅心仁厚,宽以待人会有好的报应。佛教认为,长寿的因是仁爱心,承受的缘是心平气和。亦是高僧长寿的原因之一。出家人看破红尘,淡泊名利,在行为情绪上平淡温和,心胸豁达,处事宽容。按照现代人的理论讲人际关系较好,以乐观和理智的态度去对待人生,所以品德高尚与养生学有着密切的关联。

(四) 禅功

所谓"禅",也叫禅定和禅功,其意为"深思""静虑""思维修""守一""心一境性""制心一处",是佛家气功。《圆觉经》说:"无碍清净慧,皆因禅定生。"由于禅定明心见性,开发智慧的作用,是佛门,尤其为禅宗僧人所必修。

禅功注重五事调节,即调节饮食、调整睡眠、调身、调息、调心。

1. 调节饮食

饮食与养生关系非常密切。坐禅之人必须保证充足而适量的饮食。

2. 调整睡眠

坐禅者不应贪睡,应适量减少睡眠时间,以使神清气和,心念明净。

3. 调身

主要是指掌握正确的禅定姿势,修习禅定可以采用坐、立、行、卧等多种姿势,而佛教界修禅者,主要以坐姿为主,因而常被称为坐禅。

4. 调息

佛教认为,生命在呼吸间,呼吸与心念相互影响,有非常密切的关系,若呼吸不调,心念则必然不调;要想调心,则必先调整呼吸。

5. 调心

调心是修禅的主要法则,贯穿于修禅的始终。佛教的养生之道认为,除了施食外,静坐得法也可以延年益寿。

坐禅影响人生理和心理活动,养生更注重在养心,静坐可使全身精神归于统一集中,而促使心理平和。持一种平静的态度,是去除一切杂念的良好方法。心灵的安宁而正常,思想清明愉快,自然就能促使体气和平,祛病延年。现代医学证明坐禅可使精神力集中,使人体基础代谢明显下降,耗氧量减少,增强免疫功能,通过静坐可使阴阳平衡,经络疏通,气血顺畅,从而达到延年益寿的目的。

(五)行善

佛教提倡"诸恶莫作,众善奉行",诸恶莫作就是一切恶不做,众善奉行就是一切以善去奉行,当你只做善事,必然会得到很好的回报,自然使你感到心情愉快,愉快的心情是长寿的基础,是养生的良方。无论是坐禅,还是念佛,还是持咒,还是修观,都是为了降伏其心,降伏种种妄想与杂念。"心清静故,世界清静,心染污故,世界染污",心清静故,身体轻安,心染污故,身体不调。心乃诸法之源,社会有种种恶行,都是心理环境的不和谐,都是犯罪行为,所以说和谐世界从心开始,和谐的心理环境是构建和谐社会的根本,和谐的心理环境就是佛教长寿、养生的秘诀!

(六)素食

素食斋饭是佛教长寿的秘诀之一,素食是我国汉化大乘佛教的独特产物,中国佛教终生素食,忌荤戒腥,从营养学角度来说,佛教的斋饭素食是低脂肪、低胆固醇饮食,在某种程度上有利于人体健康。不吃得过饱也是佛家在饮食方面的要求,佛家实行过午不食。进食也做到七八分饱,与现代营养学和养生学的研究高度吻合。因此,素食和吃七八分饱的做法在一定意义上有利于健康和长寿。

二、佛家养生的贡献

(一)保持平常心

佛家十分注重对身心的调控,主要是通过去除烦恼心志、淡化心理应激、改善人格体质、纠正不良行为等途径来实现的。佛教看淡生老病死,四大皆空,但并不代表否定现实;相反,因为尊重生命,佛教一向有注重养心调身的传统。佛家认为凡事有因果,各人的身体状况与他的心理状况、生活习惯、客观环境息息相关,调整心态是养生的根本。佛家主张"万念归一,清心涤虑""少欲而知足,知足而长乐"。"欲望"是与生俱来的,但人来到这个世界不是为了享乐而是为了感恩,所以要克己而宽以待人。佛教信仰及佛家修持的理论和实践都有助于消除烦恼情绪,改善不良心态。在人生的旅途中,任何人都有烦恼,烦恼有来自社会、家庭、感情以及经济,乃至身体的生老病死,心理的贪瞋痴等,佛家在去除烦恼的办法上有值得借鉴之处,譬如患了贪瞋痴的烦恼,可以用戒定慧来对治;悭吝的人,教他行布施;暴戾的人,教他学慈悲;有人受到挫折而灰心丧志,用因缘来对治。佛家养生讲究精神解脱,净化心灵的修炼,强调"因果"关系,修成正果,脱离生死轮回的苦恼,进入不生不灭、安乐自在的境界。修炼者目的是修善积德,普度众生,以求得超脱,以练心为主。

步入佛家,最基本的戒律有五条——即戒杀生、偷盗、淫邪、妄语、饮酒,这对普通人也有借鉴意义。戒杀生,可减少残酷之心和对生命威胁的恐惧;戒偷盗,可减少对受到制裁或失去财物的恐惧;戒淫邪,才不会对身心、社会、家庭带来危害;戒妄语,才能有诚实正直之心;戒饮酒,才能抵抗心理的空虚和种种诱惑。

(二)食不过饱、起居有常

规律的作息是养生的关键。寺院的僧众作息极为规律,晚不超过 11 点,早不超过 6 点,准时用膳,劳逸结合。

众所周知,中国的佛家从梁武帝开始戒吃荤食,现代科学证明多食素食对身体有利,尤其是东方民族。随着西方饮食结构的弊端日益为人们所认识,慢性疾病的剧增,近年来,人们越来越注意素食对养生的重要性。减肥、素食、节食及各种健身之道不仅在亚洲风行,欧美也视为健康新时尚。

科学研究表明,大量食用肉类及动物脂肪食品,是心脑血管疾病、内分泌疾病和肿瘤的危险因素。现代营养学认为素食也含有丰富的蛋白质、脂肪、糖、维生素、无机盐、水等多种成分,例如粮谷类包括稻米、小麦、玉米等,其含糖75%,蛋白质7%~10%,是B族维生素的重要来源。豆类营养价值丰富,一般绿豆、小豆含蛋白质20%,黄豆含蛋白质35%~40%,黑豆含蛋白质50%。豆类蛋白质中赖氨酸含量最高,与含赖氨酸较低的粮谷类混合食用可起互补作用。豆类脂肪含量以大豆、黑豆最高,可达18%。蔬菜、水果与蕈藻类,这三种食物是胡萝卜素、核黄素、维生素C与无机盐的主要来源。深色蔬菜中含维生素A较多,黄瓜、萝卜、莴笋等不仅含有丰富的矿物、维生素,而且可生吃,故也是维生素C的来源。辣椒中有丰富的维生素C与烟酸。新鲜豆荚类蛋白质含量较多。蕈藻类中的蘑菇、木耳、海带等含有较多的核黄素、烟酸、钙与铁。素食清淡而易于消化,对老年人最为适宜。多进食素食,则能够在一定程度上有效地抑制或延缓心脑血管疾病和内分泌疾病的发生。

(三)劳身不劳心

劳身不劳心的要诀是:"负丈夫之气,抱小儿之心。"即在现实生活中,勇于承担责任,直面现实,佛家讲求因果,无论悲或喜,都是自己种下的种子,对一般人来将,在个人心境上,应保持童真,遇事包容,不要斤斤计较,损人利己。佛家主张"长养慈心,勿伤物命"。心慈,就会心境平和,身心和谐。

(四)佛家养生百字诀

佛家的养生之道关键在于养心,佛家养生百字诀中提及的如人生胜境平常心、睡不超过时,食不十分饱,劳身不劳心、心静自然凉等对现代人的养生有积极的现实意义。值得借鉴。佛家养生百字诀如下:

晨起未更衣,静坐一支香;穿着衣带毕,必先做晨走;睡不超过时,食不十分饱;接客如独处,独处有佛祖;寻常不苟言,言出大家喜;临机勿退让,遇事当思量;勿妄想过去,须思量未来;负丈夫之气,抱小儿之心;就寝如盖棺,离床如脱履;待人常恭敬,处世有气量。

(编写:谢惠波、刘军祥、刘青青)

第五章　名人与养生

　　随着社会经济的发展，人们生活条件越来越好，生活品质已经得到大幅度提高，人类预期寿命不断增加；但希望健康长寿从古至今是人类永恒的追求；人们还想要活得更长一些，活得更加健康一些。在中国古代，在当时的历史条件下，有些名人的寿命远远高于当时的平均水平，这些名人中有的本身身体在幼年时并不好，如唐代大医家孙思邈，由于养生得法，因此获得了比一般人高的寿命，有人认为孙思邈最低寿命为 102 岁，最高为 165 岁，其中有些养生经验和理念是非常值得我们学习和借鉴的。了解中国历史享有盛名的历史人物养生之道，对在生活节奏日趋加快，生活方式日趋西化，慢性非传染性疾病日趋严重的今天，不仅有重大的教育意义，对防治慢性疾病的发生、转归等都有重要的现实意义。

第一节　孔　子

　　孔子（前 551—前 479）是中国古文化的集大成者，儒家文化的奠基人和创始人，被后人尊崇为"孔圣人"。孔子一生大部分时间不得志，历经战乱，颠沛流离。然而在医学不发达、人均寿命 31 岁的春秋战国时期，他仍活了 73 岁。逆境中得享古稀之龄，这让我们不得不叹服他的摄生颐养之道。

　　孔子不仅仅是伟大的教育家、思想家、政治家，在养生方面亦可称为师表，他在摄生颐养方面的讲究非常值得我们现代人学习。虽然孔子没有对饮食问题发表过论述，但是他的饮食观仍然是显而易见的，特别是他最早提出了关于饮食卫生、饮食礼仪等内容，对中国烹饪观念的形成，奠定了重要的理论基础。现在看来，孔子有关食疗养生的看法是十分科学和符合现代营养学要求的。

一、孔子的"八不食"

孔子少年时代曾从事过"儒"业,即办丧事时当吹鼓手。孔子因此从人的死亡中悟出了一些经验教训,深知"病从口入"的道理,对食物提出了几个"不食",这在论语《乡党》一篇中描写得最为详尽,这些"不食"的情况,分别是:"食馈而餲,鱼馁而肉败不食;色恶不食;臭恶不食;失饪不食;不时不食;割不正不食;不得其酱不食;……沽酒市脯不食……祭肉不出三日,出三日不食之矣。"

将孔子的话细分,可归纳为几大类:①食物变质不食,如前三句是指鱼、肉已腐败,或是食物颜色异常、发出怪味,都可能变了质,一定不要吃。②市井小吃不食,市井小吃即"沽酒市脯"是外面市集买来的食物,古代小吃摊的卫生有的不太好,即使现代社会有的市井小吃摊的卫生条件还非常糟糕,所以孔子不吃。③食物放久不食,如祭肉(指祭品)容易腐败,病从口入。④孔子《论语·乡党》"肉虽多,不使胜食气"意思是讲肉类等副食品不宜多吃,摄取量勿超过米、面等主食。⑤不食半生熟食物,文中的"失饪"是指烹调方法不对,这可能让食物过生,也可能过熟,导致营养流失,所以孔子都不吃。⑥食物刀工技巧影响食材,"割不正"质地老嫩便有别,影响口感,不食。⑦调味需得宜,"不得其酱"即注意食物烹饪时的调味,不仅关系美味,也可能影响营养素的吸收。⑧不食非当令食物,如孔子主张"不时,不食",即食物不当令、不该吃时,不去吃它,因为,食物在产季时,不仅数量多、味道好,营养成分也处于最佳状态。

以现代营养学的角度来看,这些观点十分科学,对我们饮食养生仍具有积极的参考价值。

二、不时,不食;不过食

孔子在《论语》中说:"不时,不食;不过食",这句话强调了按时吃饭的重要性,并且提醒吃饭的时候要少食而且不能过饱。

其实,人只要定时吃饭,不胡吃和没有规律地吃就是最好的长寿法则。饥一顿饱一顿,十分不利于身体健康。按时吃,吃七八分饱,人才有胃气,消化能力才强,营养吸收好,身体才健康。孩子更不能积食,俗话讲"要想小儿安,耐得三分饥和寒"的说法。脾胃是后天之本,脾居中央以灌四旁,土旺则四脏安,过食有损脾胃运化,后天之本损则痼疾生。这些道理都告诉我们"不过食"。

三、食不厌精,脍不厌细

《论语》中称"食不厌精,脍不厌细"。"食"指粮食,"脍"指切碎了的鱼或肉,这句话的意思是:粮食不嫌做得精,鱼、肉不嫌做得细。如蔬菜或者肉类要适当地做精细,肉宜加工成肉汤,不可吃大块的肉,这样更有利于肠胃的吸收。

虽然有人对此提出过质疑,认为这种精加工方法会使食物丢失大部分的维生素、矿物质及其他营养的物质。这是现代人对古代社会生活的不了解,一者当时做的精与现代的精加工,显然是不同的概念;再者,当时的生活水平即便是大地主,也不可能天天佳肴,顿顿海鲜,更不要说孔子——一个穷困潦倒的一介"布衣",难得一次的肉食或细粮,做得精致一些也无可厚非。孔子坚持了这一原则,保证营养的摄入,是他长寿的重要保证。从现代营养学角度看,食不厌精,还可理解为以下两方面的意思,一是挑选食物要精,不可简单化,每天摄入的食物种类应该多样化,这样才能保证营养的全面。二是多吃美食,这里的美食不是狭隘意义上贵重、奢靡的菜肴,而是指食物的加工制作要讲究色、香、味、形,这样能刺激人的食欲,并促进消化液的分泌,帮助消化吸收。

四、食不语,寝不言

孔子很讲究吃相,提出"食不语,寝不言",意思是吃饭的时候不要讲话,这其实是一种饮食卫生,这一点同样适用于现代人的饮食健康要求。吃饭时说话多了,容易让食物卡住喉,引起剧烈咳嗽、气急、脸红,有时还会咬伤舌头、嘴唇。尤其影响食物的吞咽和胃液的分泌而不利于消化。"食不语"是健康要求。

从中国餐桌礼仪角度讲,孔子的"食不语"同样适用于今天。用餐过程中不要说话,喝汤时也不要出声响,喝汤用汤匙一小口一小口地喝,不宜把碗端到嘴边喝。有的人吃饭喜欢用力咀嚼食物,特别是使劲咀嚼脆食物,发出很清晰的声音来,这种做法是不合礼仪要求的。

五、不撤姜食,不多食

孔子在《论语》中还提到了生姜,即"不撤姜食,不多食"强调了生姜的保健功效,意思是说,一年四季人们每天都应该吃姜。据说孔子就有每天饭后嚼姜数片的习惯。

在我国,食姜已经有3000年的历史了。早在周代,人们就已经开始人工栽培姜。生姜性味辛温,有散寒发汗、化痰止咳、和胃止呕等多种功效。其中许多功效已为人们所熟知,如喝生姜红糖水治感冒,是民间行之有效的方法;用生姜止呕吐有良效,故生姜有"呕家圣药"之称。生姜除被用于治疗呕吐和感冒外,还被用于治疗肠炎、痢疾、急性睾丸痛以及急救。生姜外擦对白癜风、斑秃、手癣也有一定治疗效果。由于姜是极好的保健食品,所以民间有"早上3片姜,赛过喝参汤、四季吃生姜,百病一扫光""十月生姜小人参"及"冬吃萝卜夏吃姜,不劳郎中开药方"之说。

在冬天,更要多吃姜。冬天吃姜,不仅仅是因为它新鲜,而且吃姜更符合秋冬去寒邪、养阳气的规律。比如有些人到了冬天就容易手脚发冷,而且怎么捂都难热乎,如果这些人是因为寒邪湿邪导致经脉堵塞,使阳气不能外达四肢,那么他们可以适量多吃点姜,就可改善这个问题。

六、饭疏食饮水,曲肱而枕之

子曰:"饭疏食,饮水,曲肱而枕之,乐亦在其中矣。不义而富且贵,于我如浮云。"意思是说:吃粗粮,喝白水,弯着胳膊做枕头乐也在其中。用不正当的手段使自己富有、尊贵,这对我如同浮云一般。

这正是孔子的"君子谋道不谋食"的饮食养生之道。孔子能在春秋时期提出如此精要的养生之道,有益于身心健康。也正因为有了这样的认识,所以他才能够做到吃粗茶淡饭而乐在其中,具有旷达乐观的个人生活情怀。

正是这种达观和丰富的精神世界,使孔子在 62 岁时,"其为人也,发愤忘食,乐以忘忧,不知老之将至云尔。"68 岁返回鲁国,开始整理图书典籍。尤其是在晚年,主要精力用在校勘、整理典籍方面,是我国最早的图书整理者,相传他整理《诗》《书》《周易》等文献,并把鲁史官所记《春秋》加以删修,成为我国第一部编年体的历史著作。

第二节　华佗

华佗(? —208),沛国谯(今安徽亳州)人。华佗与董奉、张仲景(张机)并称为"建安三神医"。是我国东汉末年三国初期的一位杰出的医学家,他刻苦钻研,学识渊博,精通内、外、妇科与儿科等多种医术,尤其擅长于麻醉,在医疗方面做出了巨大的贡献。史传他年逾百岁犹有壮容,身体非常健康。那么华佗的养生之术是什么呢?

一、熟谙药物,医术高超

华佗行医,并无师传,主要是精研前代医学典籍,在实践中不断钻研、进取。史籍记载,华佗用药物和针灸治病,配制汤药不过几味,能准确掌握各种药的分量,不用称量,煮好就给病人服用,告诉病人注意事项,药一服完疾病准好。如需灸灼,不过一两处,每处不过七八下,病也会治愈。

他精通内、外、妇、儿、针灸各科,尤其擅长于外科,被后人誉为"外科鼻祖"。他发明的全身麻醉术,比欧美各国提前了1600多年,在世界医学史上备受尊崇。五脏六腑之疾,若针、药不能治者,则开刀治之。开刀前,他让病人服用"麻沸散",病人便如酒醉般完全失去知觉,随即手术,术后缝合,在伤口上敷以药膏。过四五天后,伤口就会愈合。1个月左右,即可恢复正常。据此可知,华佗在1800多年前,已能进行腹腔肿物的摘除和肠胃手术。只可惜他当时使用的"麻沸散"早已失传。据现代人考证,可能是用曼陀罗花等药物制成的。

不仅如此,华佗还是一名能运用心理疗法治疗疾病的专家。一次,一位太守请他看病,华佗认为经过一次大怒之后,他的病就会好。于是他接受了许多财物,却不给他好好看病,不久又弃他而去,并留下了封书信骂他。太守大怒,让人去追,他的儿子知道事情的真相,便悄悄拦住了去追赶他的人。太守在极度愤恨之下,吐出了几升的黑血,病很快就好了。

二、动静相济

华佗十分重视运动保健。他曾指出:"人体欲得劳动,但不当使极耳;动摇则谷气得消,血脉流通,病不得生,譬如户枢终日不朽也。"意思是说大多疾病都是由于气血不畅和瘀寒停滞而造成的,如果人体也像"户枢"那样经常活动,让气血畅通,就不易生病了。于是,他专心致志地研究锻炼身体的方法,参照当时古人锻炼身体的"导引术",不断琢磨改进,根据各种动物的动作,创立了著名的"五禽戏"。该套拳法是模仿虎的扑动前肢、鹿的伸转头颈、熊的伏倒站起、猿的脚尖纵跳、鸟的展翅飞翔等。由于"五禽戏"能使人心静体松、动静相兼,又把肢体的运动和呼吸吐纳有机地结合起来,通过导引使气血通畅,时常练习,便可强身除病而长生。华佗坚持练习"五禽戏",直到老年,还脸似古铜,黑发满头,牙齿坚固,步履稳健,十分健康。他的学生吴普,每天坚持做"五禽戏"的锻炼,到九十多岁时,还耳聪目明,牙齿完整坚固。

现代医学研究证明,五禽戏是一种行之有效的锻炼方式。它能锻炼和提高神经系统的功能,提高大脑的抑制功能和调节功能,有利于神经细胞的修复和再生。它能提高心肺功能,改善心肌供氧量,促进组织器官的正常发育。同时它还能增强肠胃的活动及分泌功能,促进消化吸收。近年来五禽戏作为康复医疗的一种手段,已广泛应用于中风后遗症,风湿性关节炎,类风湿性关节炎,骨质增生症,脊髓不全性损伤等患者的辅助治疗。

三、淡泊名利

当人们发自内心地感谢一位救死扶伤的医生的时候,经常会送给医生八个字:华佗再世,妙手回春。也就是说,人们在心目中,把华佗当成了神医的代称。华佗以高超的医术为病人解除痛苦,在当时就非常出名。但是,中国古代名医众多,为什么后人称赞医生医术高明的时候,要说华佗再世呢? 他为什么会成为后人心目中的神医呢? 这与他淡泊名利,以民为本有着重要的关系。

史书记载,华佗是一个淡泊名利的民间医生,华佗生活的时代,当是东汉末年三国初期。那时,军阀混战,水旱成灾,疫病流行,人民处于水深火热之中。当时一位著名诗人王粲在其《七哀诗》里,写了这样两句:"出门无所见,白骨蔽平"。目睹这种情况,华佗非常痛恨作恶多端的封建豪强,十分同情受压迫受剥削的劳动人民。为此,他不愿做官,宁愿捏着金箍铃,到处奔跑,为人民解脱疾苦。不求名利,不慕富贵,使华佗得以集中精力于医药的研究上。朝廷中的一些有识之士,对华佗的品行、学识很为赏识,举荐他当官,这是任何一个追慕名利的人都求之不得的事,但安贫乐道的华佗不贪图名利,他立志以医济世,终身以医为业,为民众解除病苦,所以没有接受他人的抬举和好意。在他看来,过分的名利、地位观念会成为思想之患而影响健康。而对于人民,他选择以医济世。这充分表明了华佗以医为业志向的坚定和品德的高尚,所以深受当时百姓的爱戴,也所以能流芳百世。《后汉书·华佗传》有华佗"年且百岁,而犹有壮容,时人以为仙"的记载,说明年过古稀的华佗身体十分健康。

第三节　葛　洪

葛洪(284—364),字稚川,号抱朴子,为东晋道教学者、著名炼丹家、医药学家。晋丹阳郡句容(今江苏句容县)人。三国方士葛玄之侄孙,世称小仙翁。是中国东晋时期有名的医生,是预防医学的先导者。祖籍琅琊(今山东临沂)。葛洪少年家贫好学,靠卖柴以换纸笔,博览经、史、百家典籍,才识过人,书法超群,以儒学知名,不善交游,好神仙导养之法。

葛洪编撰的《抱朴子内篇》中,较详细地介绍了养生方法,重视道德修养。在他的书中阐述了避伤、控制性生活、服食金丹和草药、导引气功等内容。他提出"养生之旨,食不过饱,饮不过多",从保护消化系统功能阐述了节制饮食的意义。

一、养生以不伤为本

葛洪的养生理念是建立在调节日常的生活之中的,他从预防为主的角度,首先提出了"养生以不伤为本"的论点,具体论述了伤身的十三个方面,即"才所不逮,而困思之,伤也;力所不胜,而强举之,伤也;悲哀憔悴,伤也;喜乐过差,伤也;汲汲所欲,伤也;久谈言笑,伤也;寝息失时,伤也;挽弓引弩,伤也;沉醉呕吐,伤也;饱食即卧,伤也;跳走喘乏,伤也;欢呼哭泣,伤也;阴阳不交,伤也"。这十三个方面的任何一个方面,如果伤之太久,都会影响寿命。所以,他进一步指出"凡言伤者,亦不便觉而,谓久则寿损耳","积伤至尽则早亡"。葛洪针对这不知不觉而容易产生的"十三伤",制定了"不伤身"的"养生之方"三十条,其内容如下:唾不及远;行不及步;耳不极听;目不久视;坐不至久;久卧不及疲;先寒而衣;先热而解;不欲极饥而食;不欲极渴而饮;食不过饱;饮不过多。凡食过则结积聚,饮过则成痰癖;不欲甚劳甚逸;不欲起晚;不欲汗流;不欲多睡;不欲奔车走马;不欲极目远望;不欲多啖生冷;不欲饮酒当风;不欲数数沐浴;不欲广志远愿;不欲规造异巧;冬不欲极温;夏不欲穷凉;不露卧星下;不眠中见肩;大寒、大热、大风、大雾皆不欲冒之;五味入口,不欲偏多;酸多伤脾,苦多伤肺,辛多伤肝,咸多伤心,甘多伤肾。

这些措施,看似繁琐,实乃简易,都是日常生活中的问题。只要稍加注意,养成良好的习惯,就会习以为常,寓养生于日常生活之中。但这些生活琐事,往往又为人们所忽视。所以,葛洪强调指出"不可以小益为不平而不修,不可以小损为无伤而不防","若能爱之于微"就必然会"成之于著",达到延年益寿之目的。

其实,只要自身的免疫力强,任何病邪都难以侵袭,即使被袭,对机体的伤害也会很轻,甚至没有。增强自身免疫力,是每一个人终极一生的要务。葛洪提出"善养生者,必保其精",这个"精"从本质上来讲,就是人体的正气(抵抗力),就是所谓的"正气存内,邪不可干"。光靠药物是不能完全预防和战胜疾病的,我们还要靠科学的生活、运动和营养,这就要从平时做起,于细微之处点点滴滴地培育我们的抗病能力,而这正是葛洪养生理念的精髓所在。

二、三清自然意功

道教的理论家、炼丹术士葛洪,和辞官学道的尚书李濂山一起到了江西省的三清山修道炼丹,创立了著名的三清功。现在流传的一种三清自然意功是当代气功师以原来的三清功为基础,搜集整理闽、浙、赣一带散落在民间的佛、儒、医、武各家气功,从中汲取精华而创编的一套功法。该功法动静结合、养练相济,先后天兼备,且内养独特,意导绝妙,功能多样,男女老幼皆宜,尤以祛病健身、延年益寿为特长。

三清自然意功的修炼,强调在练功、治病、休息、工作、饮食乃至性生活等各个环节上都体现养生保健目的,而不是仅仅修持某些单一的清规戒条。它包括四套静功,一套动功。静功即为:意滤站桩功、温养盘座功、自然接功功法和阴阳健身功;动功即为逍遥功。

葛洪在《抱朴子》一书中曾这样阐述:"子欲长生,守一当明",要"锁心猿,拴意马",做到"万念俱寂",能充分发挥练功达到强身健体的作用。"善行气者,内以养身,外以却恶。"强调意念在练功中的重要作用,也就是现代医学中强调的在锻炼身体时要排除一切私心杂念,达到诱导入静的目的。我们很多人长期练功,不能得到理想的功效,恐怕与练功时不能专心至致有很大关系。抱朴子在练功上不拘泥于前辈,他认为不一定要按一定的招式进行,可安静不动,也可随意稍动。他说:"或伸或屈或俯或睡卧或倚立或踯躅或吟或息,皆导引也。"从这些文字上考证,他提倡随意运动。这些论述不但对发展、挖掘祖国的运动医学有着很好的借鉴作用,对通过随意运动增强人民体质也有很大帮助。

第四节　孙思邈

孙思邈(581—682),京兆东原(今陕西省铜川市耀州区孙家塬)人,唐代著名道士,我国乃至世界历史上著名的医学家和药物学家。被后人誉为"药王",享年 102 岁,以今天的眼光看,仍是长寿大家。这与他重视养生之道是分不开的,在养生方面他既有系统的理论,也有丰富的实践经验。

一、养生之道在于养性

孙思邈将养生称之为养性,认为:"善养性者,则治未治之病。"他的养生理论称为"全神"思想。养生的关键在于养性,只有"安神定志,无欲无求",才能达到养性的目的。因此,他提出要摒除私心杂念,不慕求浮荣,不患得患失,而要有"不为利回,不为义疚"的精神。孙思邈认为要做到全神,必须保全精神的完美无损,要尽量注意避免精神的创伤,而七情(喜、怒、忧、思、悲、恐、惊)过极皆可伤神。他的全神要诀就是不受利欲所诱,不为富贵所淫,不为喜怒忧思所伤。他认为人体只有在精神无损的情况下,才可使血气安和,脏腑功能得以正常运行,只有这样才可能做到"形与神俱,而尽终天年,度百岁而去"。孙思邈也认为气功可以健身,并可治病。隋唐医家重视葆精是养生的重要方面,孙思邈指出:"纵欲为人身之大敌",告诫人们"恣其情欲,则命如朝露"。他强调"独卧守真,少欲终无累",并有"服药百裹,不如独卧"之论。

二、养生四少、十三常

我们可以将孙思邈的养生之道归纳为"四少":①少食。孙思邈说,若要延年益寿,须腹中食少。过食过饱,即可损伤脾胃功能,又加重了心脏负担。尤其是过食肥甘厚味,导致肥胖、痰饮、眩晕等症发生。长期饱食往往使人未老先衰,夭折寿命,这与现代营养学的观点十分吻合。②少言。孙思邈指出,若要延年益寿,须口中言少。说言语过多,可耗伤中气,而气与精、神关系密切,故少言以积气成精,积精以全神。从历代道家、佛家养生来看,每以安心静坐,少语寡言,养精存精,以享天年,正是此意。③少欲。"欲",大凡包括两方面内容,一是心理私欲;二是生理性欲。私欲乃健康之大敌,凡私欲熏心,难免患得患失,多愁善感,嫉妒猜疑,贪图无厌。故极易导致虚火内生,气滞血瘀,阴液暗耗,体形虚弱。古人指出:"养生莫若养性。"所谓"养性"乃指道德修养。所以,扬弃私欲,保持乐观,颐养性情,豁达大度是养生益寿之必备。性欲乃人之生理所需,但如纵欲无度,必大伤元气,甚至短命夭亡。孙思邈说:"恣其情欲,则命同朝露也。"因此,少欲和节欲,亦为养生重要内容。④少逸。勤劳是健康的良方。孙思邈指出:"养性之道,常欲小劳。"过分的安逸则有害于人体,因为好逸恶劳,缺乏体育锻炼,会引起气血运行不畅,筋骨脆弱,脾胃消化功能减退或食欲不振。坚持劳动和体育锻炼,能提高身体新陈代谢,推迟各器官的衰老,达到延年益寿。

药王孙思邈在西魏时代出生,具体出生年代不详,有的传说他活到165岁才仙逝,其长寿心得必有过人之处。在具体的养生方法上他提出了"十三常",值得我们借鉴。

1. 发常梳

将手掌心互搓36下令掌心发热,然后由前额开始扫上去,经后脑扫回颈部。早晚各做10次。因为头部有很多重要的穴位,经常"梳发",可以防止头痛、耳鸣、白发和脱发,同时有一定治疗失眠的功效。

2. 目常运

将双眼微微合上,眼珠望向左、上、右、下四方打圈,一般重复18~36次。有助于预防眼病的发生,同时可起到缓解眼疲劳的功效。

3. 齿常叩

口微微合上,上下排牙齿互叩,无须太用力,但牙齿互叩时须发出声响,做300下,每日2次;可以通上下颚经络,保持头脑清醒,加强肠胃吸收,防止蛀牙和牙骨退化。

4. 漱玉津

口微微合上,将舌头从上颚转动,当口腔内充满唾液后,做漱口动作,然后将唾液慢慢吞下去。吞唾液时尽量想象将口水带到下丹田。从现代科学角度分析,唾液含有大量酵素,能调和荷尔蒙分泌,因此可以强健肠胃。

5. 耳常鼓

手掌掩双耳,用力向内压,放手,应该有"噗"的一声。重复做72下,每天临睡前后做,可以增强记忆和听觉。

6. 面常洗

搓手36下,暖手以后上下扫面,暖手后双手同时向外圈。这动作经常做,可以令脸色红润有光泽,同时不会有皱纹。

7. 头常摇

双手叉腰,闭目,垂下头,缓缓向右扭动,直至复原位为一次,共做12次。反方向重复。这动作经常做可以令头脑灵活,注意要慢慢做,否则会头晕。

8. 腰常摆

身体和双手有韵律地摆动。当身体扭向左时,右手在前,左手在后,在前的右手轻轻拍打小腹,在后的左手轻轻拍打"命门"穴位,反方向重复。最少做72下,做够180下更好。可以强化肠胃、固肾气、防止消化不良、胃痛、腰痛。

9. 腹常揉

搓手搓热,左手心在下,按顺时针方向揉36下,再逆时针方向做36下,一般做10遍,可以帮助消化、吸收、消除腹部鼓胀。

10. 摄谷道(即提肛)

吸气时,将肛门的肌肉收紧。闭气,维持数秒,直至不能忍受,然后呼气放松。无论何时都可以练习。最好是每天早晚各做36次。相传这动作是十全老人乾隆最得意的养生功法。

11. 膝常扭

双脚并排,膝部紧贴,人微微下蹲,双手按膝,向左右扭动,各做36下。可以强化膝关节,所谓"人老腿先老、肾亏膝先软",要延年益寿,应由双腿做起。

12. 常散步

挺直胸膛,轻松地散步。最好心无杂念,尽情欣赏沿途景色。民间有个说法,"饭后走一走,活到九十九"。虽然有点夸张,不过,散步确实是有益的运动。注意散步一般以每分钟80～100米的速度为好,当然老年人应当适当地减慢速度。

13. 脚常搓

双手搓热,按右手擦左脚脚心5～10分钟,左手擦右脚脚心5～10分钟即可,脚底集中了全身器官的反射区,经常搓脚可以强化各器官,治失眠,降血压,消除头痛。

第五节　杨玉环

云想衣裳花想容,春风拂槛露华浓。
若非群玉山头见,会向瑶台月下逢。

一枝红艳露凝香,云雨巫山枉断肠。
借问汉宫谁得似?可怜飞燕倚新妆。

名花倾国两相欢,长得君王带笑看。
解释春风无限恨,沉香亭北倚阑干。

这是李白赞美中国古代四大美女之一的杨玉环丰艳美貌、能歌善舞、倾国倾城的著名诗篇,杨玉环(719—756):中国古代最杰出的音乐家、歌舞家,其音乐及舞蹈才华在历史上有一席之地,原籍蒲州永乐(今山西永济市)人,是一位传奇式的古代美人。典故有"环肥燕瘦",她和汉成帝时的赵飞燕一起成为古代美女的两个不同类型的代表。杨玉环原是唐玄宗的儿媳,武惠妃病逝后,由高力士推荐入宫,唐玄宗因顾忌名分,不能直接将儿媳妇纳入宫中,于是以追荐太后为名,度她为女道士,住太真宫修道。天宝四年,玄宗正式册封她为贵妃。其时的杨玉环已是一个成熟的女性,她的魅力在于自然娇嫩的肌肤,赢得了"三千宠爱在一身,六宫粉黛无颜色"的赞誉。这说明杨贵妃美容有术,因而能够长期固宠。杨贵妃的美貌与以下几种食物是密不可分的。

一、饮食养颜

1. 杏仁

杏仁是古代养生家润肤美容的主要药物。相传杨贵妃幼年时,脸色黝黑,皮肤粗糙,可到了及笄之年,竟出落得冰肌玉骨,貌美如花,因而被选入皇宫。原来她家院子里有棵杏树,每逢杏子黄熟时,她常常吃上几个。后来,人们便把这种杏叫作"贵妃杏"。杨贵妃能拥有"回眸一笑百媚生,六宫粉黛无颜色"的姿色,也与她服用的美容秘方"杨太真红玉膏"不无关系,而红玉膏的主要成分就是杏仁:用杏仁去皮研末配以冰片、麝香、滑石等调和而成,具有"令面红润悦泽,旬日后色如红"的功效,非但唐代杨贵妃使用,即便在晚清慈禧太后也爱用。

杏仁味道微甜、细腻,多用于食用。科学研究表明,甜杏仁能促进皮肤微循环,使皮肤红润光泽,具有美容的功效。杏仁中还含有丰富的 B 族维生素,能减少面部痤疮的发生。另外,杏仁还含有丰富的脂肪、蛋白质、维生素 A 等,具有润泽肌肤、通利血络的美容功效。它可以帮助肌肤抗氧化,抑制色斑的生成,使肌肤光滑细致,能给毛发提供所需营养,使头发更加乌黑亮丽,所以,杏仁内服外用都具有明显的效果。

2. 荔枝

荔枝,为南方热带水果之一,与香蕉、菠萝、龙眼一同号称"南国四大果品"。荔枝味甘、酸、性温,入心、脾、肝经;果肉具有补脾益肝、理气补血、温中止痛、补心安神的功效;核具有理气、散结、止痛的功效;可止呃逆,止腹泻,是顽固性呃逆及五更泻者的食疗佳品,同时有补脑健身、开胃益脾、促进食欲之功效。久吃荔枝,益心脾、养肝血,益人颜色。杨贵妃喜食荔枝,人人皆知。但荔枝不耐储藏。在唐代吃新鲜荔枝是十分困难的事,为投杨贵妃之好,玄宗下令各地驿站,快速转运闽、广荔枝进贡长安,耗去大量的人力财力,为杨贵妃一人欢娱快乐,使得杜牧写下了"长安回望绣成堆,山顶千门次第开。一骑红尘妃子笑,无人知是荔枝来"的千古名句。

3.人参

人参被人们称为"百草之王",是闻名遐迩的"东北三宝"(人参、貂皮、鹿茸)之一,是驰名中外、老幼皆知的名贵药材,几千年来,人参一直都被列为滋补"上品"。人参有"补五脏、安精神、定魂魄、止惊悸、除邪气、明目开心益智"的功效,"久服轻身延年"。据有关资料记载杨贵妃的饮食结构中,总有人参,可见坚持长期少量服用人参,不仅可以减轻疲劳,滋补阴阳,还可起到很好的养颜、驻颜和延缓衰老的作用。

二、艺术修养

杨贵妃天生丽质,具有极高的艺术天赋和艺术修养,性格婉顺,精音律,擅歌舞,其音乐歌舞才华在世界音乐歌舞史上占有一席之地。杨玉环是唐代宫廷音乐家、歌舞家,其音乐才华在历代后妃中鲜见。史载她"善歌舞,通音律"。有白居易诗为证:"缓歌曼舞凝丝竹,尽日君王看不足……抇搏之音泠泠然,多新声,虽梨园弟子,莫能及之。"

杨贵妃也能写诗,《全唐诗》收有其《赠张云容舞》一首云:"罗袖动香香不已,红蕖袅袅秋烟里。轻云岭上乍摇风,嫩柳池边初拂水。"这是写宫女的舞姿,比之秋烟芙蓉,若隐若现;复比之岭上风云,飘忽无定,人生无常,更比之柳丝拂水,婀娜轻柔,衬以罗袖动香,可谓出神入化。从历史上看,杨玉环一生对政治不感兴趣,也没有参与政治活动的记载,但对艺术却有孜孜不倦的追求。因此,她的美貌与她的艺术修养有一定的关联。

第六节　白居易

白居易(772—846),字乐天,号香山居士,又号醉吟先生,河南新郑(今河南郑州新郑市)人,是唐代伟大的现实主义诗人、政治家。白居易终身为官、终身写作,他一生写了大量诗歌。他的诗歌可从他被贬为江州司马为标志,分为前期和后期。前期诗歌的主要内容和表现的情怀,可以说是"达则兼济天下"的忧国忧民的进取态度;后期的主要内容和情怀则是"穷则独善其身"的修身养性的延年之道,既有对前人养生经验的传承,更有自己养生经验的概括。

一、识茶品茶

即使在今天,白居易也是一位品茶高手。他一生写了近3000多首诗,提及茶事的有63首之多,应居唐朝诗人之冠。

以茶激发文思。对茶与激发诗兴的作用白居易说得很实在："起尝一碗茗,行读一行书""夜茶一两杓,秋吟三数声""或饮茶一盏,或吟诗一章"……这些是说茶助文思,茶助诗兴,以茶醒脑的。反过来,吟着诗,饮茶也更有味道。

白居易生逢乱世,但并不是一味地苦闷和呻吟,而常能既有忧愤,又有理智,这一点饮酒是不能解决的。而饮茶却能有助于保持一份清醒的头脑。白居易把自己的诗分为讽喻、闲适、伤感、杂律四类。他的茶诗一是与闲适相伴,二是与伤感为侣。白居易常以茶宣泄沉郁,正如卢仝所说,以茶可浇开胸中的块垒。他在《何处堪避暑》中写道"游罢睡一觉,觉来茶一瓯""从心到百骸,无一不自由""虽被世间笑,终无身外忧"。以茶陶冶性情,于忧愤苦恼中寻求自拔之道,这是他爱茶的又一用意。所以,白居易不仅饮茶,而且亲自开辟茶园,亲自种茶。他在《草党纪》中就记载,草堂边有"飞泉植茗"。在《香炉峰下新置草堂》也记载:"药圃茶园是产业,野鹿林鹤是交游。"饮茶、植茶是为回归自然情趣。

以茶交友。唐代名茶尚不易得,官员、文士常相互以茶为赠品或邀友人饮茶表示友谊。白居易的妻舅杨慕巢、杨虞卿、杨汉公兄弟均曾从不同地区给白居易寄好茶,白居易得茶后常邀好友共同品饮,也常应友人之约去品茶。从他的诗中可看出,白居易的茶友很多。尤其与李绅交谊甚深,他在自己的草堂中"趁暖泥茶灶",还说"应须置两榻,一榻待公垂"。公垂即指李绅,看来偶然喝一杯还不过瘾,二人要对榻而居,长饮几日。白居易还常赴文人茶宴,如湖州茶山境会亭茶宴,是庆祝贡焙完成的官方茶宴。又如,太湖舟中茶宴,则是文人湖中雅会。从白诗看出,中唐以后,文人以茶叙友情已是寻常之举。

以茶沟通儒、道、释,从中寻求哲理。白居易晚年好与释道交往,自称"香山居士"。居士是不出家的佛门信徒,白居易还曾受称为"八关斋"的戒律仪式。茶在我国历史上,是沟通儒道佛各家的媒介。儒家以茶修德,道家以茶修心,佛家以茶修性,都是通过茶静化思想,纯洁心灵。

从白居易的茶诗可以看出,他一年四季香茗在手。"红纸一封书后信,绿芽十片火前春",是春天喝春茶;"游罢睡一觉,觉来茶一瓯"写的是夏天喝茶;"夜茶一两勺,秋吟三数声",写的是秋天喝茶。

白居易将一日分为五时,"檐前新叶复残花,席上余杯对早茶",说的是日出饮早茶;《睡后茶兴,忆杨同舟》,说的是日高品茗;"鼻香茶热后,腰暖日阳中",说的是日间喝茶;《偶作二首》,说的是日西饮茶;"春泥秧稻暖,夜火焙茶香""桃根知酒渴,晚送一杯茶"则说的是日入饮晚茶了。"午茶能破睡""破睡见茶功",白居易睡罢饮茗的诗不少。他极嗜酒,他写诗道"茶能散闷为功浅""不似杜康神用速",但"爱酒不嫌茶",常常"举头中酒后,引手索茶时",无酒之时,"聊将茶代酒"。食罢也有诗,如"食罢一觉醒,起来两瓯茶"。一边品茶,一边读诗书,使白居易得到许多乐趣,"或饮一瓯茗,或吟两句诗""或吟诗一章,或饮茶一瓯""闷吟工部新来句,渴饮毗邻远到茶",具为雅事。更有趣的是身边有茶童侍茶:"尝酒留闲客,行茶使小娃""茶教纤手侍儿煎"。白居易老来多病,茶又和药一起入诗:"茶药赠多因病久","病闻和药气,渴听碾茶声","病来肺渴觉茶香","室香罗药气,笼暖焙茶烟","药销日晏三匙饭,酒渴春深一碗茶",茶真是伴随了白居易一生。

二、适量饮酒

白居易每日必饮,酒一喝,就诗兴大发,诗歌如流水汩汩而出:"吟诗石上坐,引酒泉边酌。""独持一杯酒,南亭送残春,半酣忽长歌。""遇物辄一咏,一咏倾一觞。""一酌池上酒,数声竹间吟。独酌复独咏,不觉月平西。""为我引杯添酒饮,与君抱箸击盘歌。""酒引眼前兴,诗留身后名。闲倾三数酌,醉咏十余声。"直到老年时"花时仍爱出,酒后尚能饮"。这便是他在衰病时所言——"平生好诗酒"。可见白居易十分喜欢饮酒。唐代的酒与今天的白酒不同,是米酒,与今天的醪糟相当。米酒富含碳水化合物、蛋白质、B 族维生素、矿物质等,一般含水分 50%,乙醇 2% ~4%,粗蛋白质 4% ~6%,糖分 25% ~30%,有机酸 0.5% ~1.0%,长期饮用有促进血液循环、助消化及增进食欲的功效。

白居易一生作诗 3 000 多首,其中写到酒的就有好几百首。有许多诗题目就和酒有关,或者全诗都是写酒的:"《南亭对酒送春》《劝酒寄元九》《对酒》《花下对酒二首》《醉歌》《同韩侍郎游郑家池吟诗小饮》《醉后走笔》《醉后狂言》《同崔存度醉后作》《同李十一醉忆元九》《花下自劝酒》《答劝酒》《强酒》《春酒初熟》《醉吟二首》……他最著名的长诗之一《琵琶行》就是他边喝酒边听琵琶声中酝酿创作而成的。而另一首有名的长诗《长恨歌》则是好友王质夫与其话及唐明皇、杨贵妃事时,相与感叹,王举酒敬之,建议他写作而成的。

尽管白居易如此爱酒,且自称"醉翁",但极为重视养生之道,他曾说"佳肴与旨酒,信是腐肠膏"。他认为饮酒的目的在于"借物以为养",而不能"身为物所役",饮酒必须量力而行,适可而止。酒再好,如果不加以节制,也会损害身体的健康。现代研究表明,适量饮酒有利于健康,如每日饮白酒一两或葡萄酒二两或啤酒一听或醪糟酒半斤对健康十分有益,可起到舒经活络的功效。

三、杂食养性

白居易注意杂食野菜山果健身养性。春天他"时绕麦田求野荠,强为僧舍煮山羹",寄居寺院与僧人分享荠汤,养血活络、补肾滑肠。秋来《烹葵》:"贫厨何所有,饮稻烹秋葵,红粒香复软,绿英滑且肥。"葵藿虽贱,却能和胃止吐、解暑利驾。现代营养学认为杂粮有丰富的维生素、膳食纤维和矿物,食物越丰富就越不会缺乏营养,因此建议每日有条件应该有约三分之一的主食是杂粮。

江南多竹,在《食笋》中他写道:"此州乃竹乡,春笋满山谷。山夫折盈抱,抱来早市鬻。物以多为贱,双钱易一束。置之炊甑中,与饭同时熟。紫箨坼故锦,素肌掰新玉。每日遂加餐,经时不思肉。久为京洛客,此味常不足。"竹笋,在我国自古被当作"菜中珍品",竹笋味道虽然鲜美,含有蛋白质、氨基酸、脂肪、糖类、钙、磷、铁、胡萝卜素、维生素B_1、B_2、C。据测定每 100 g 鲜竹笋含干物质 10 g,蛋白质 3.5 g,碳水化合物 4.5 g,纤维素1.0 g,脂肪 0.2 g,钙 30 mg,磷 60 mg,铁 0.5 mg,维生素和胡萝卜素含量比大白菜含量高一倍多;而且竹笋的蛋白质为人体必需的赖氨酸、色氨酸、苏氨酸、苯丙氨酸等,竹笋低脂肪、低糖、多纤维素,食用竹笋不仅能促进肠道蠕动,帮助消化,去积食,防便秘,并有预防大肠癌的功效。是优良的保健蔬菜。竹林丛生之地的人们多长寿,且极少患高血压,这与经常吃竹笋有一定关系。中医认为竹笋味甘、微寒,无毒。在药用上具有清热化痰、益气和胃、治消渴、利水道、利膈爽胃等功效。

四、节制饮食

白居易深信"自静其心延寿命,无求于物长精神"。基于此,他提出了对疾病的"十可却和十不治",其中"十可却"之一提到"饮食宁节毋多,起居宁适毋强"。"十不治"之一提到"寝兴不适,饮食无度",足以见白居易的饮食有节。另外,白居易每年正月、五月、九月都吃素食,号称"三斋月"。他在诗中写道"自从九月持斋成,不醉重阳十五年",可见他经常吃素。

白居易的诗篇中,还有不少是记述保健治疗疾病的情景。譬如"药酒醺醺引醉眼,摩挲病脚日阳前",是说他用药酒与按摩来治疗自己的风湿性足关节炎。"风痰侵凌临老头,血凝脑滞不调柔",则是记述气管炎与气候的变化相关。他还写下了:"气嗽因寒发,风痰欲雨生;病身无所用,惟解卜阴晴。"在那科学不昌明的时代,白居易能有这般医学知识,实在是难能可贵的。

此外,白居易认为,人的寿命之长短,不在于人的胖瘦和贫富。他的观点是:"未必得年非瘦薄,无妨长福是单贫。"诗人对于当时社会上士大夫阶层中所崇尚的求仙学道、服石炼丹以求不死的愚昧做法非常反感。他说:"莫学长生法,仙方误杀君。"白居易在《海漫漫》一诗中,讽刺了以求仙博取长生的错误想法,同时说明了自己"不言药,不言仙,不言白日升青天"的思想。

"生事纵贫犹可过,风情虽老来全销",这正是诗人"乐天"精神的自我写照。面对坎坷的人生和仕途沉浮,白居易胸襟豁达、淡泊名利、养生有术,故才得以高寿。

第七节　苏东坡

一、美食家

苏轼(1037—1101)，宋代文学家。字子瞻，一字和仲，号东坡居士。眉州眉山(今四川眉山市)人。嘉祐(宋仁宗年号,1056—1063)进士。父苏洵,弟苏辙,与他同以文学成就而著名,并称"三苏",一起列入"唐宋八大家"。苏东坡除了其词、其诗、其文堪称"文坛三绝"以外,对烹饪技艺也颇有研究。他写过不少饮食诗文,著名的有《菜羹赋》《猪肉颂》《豆粥》《鳅鱼行》和《老饕赋》等。他在自己的诗作中以老馋嘴自居,这生动地反映了他对烹饪的浓厚兴趣和品尝佳肴美味的丰富经验,堪称中国古代美食家。

苏东坡在饮食茶酒的调摄研究方面,多有精辟的见解,著有《上张安道养生诀论》、《问养生》等。苏东坡倡导的"三养"为后世许多养生家所效仿。宋代元丰年间,他给自己定下了三条清规戒律:"自今日以往,早晚饮食不过一爵一肉,有尊客盛馔则三之,可损而不可增。有召我者,予以此告之,主人不从,而过是吾,及是乃止。一曰安分以养福,二曰宽胃以养气,三曰省费以养财。"告诫自己要少参加饮宴,不可暴饮暴食,饭菜以适口适量为好,认为这样做既可有利于身体健康,又能避免浪费。"已饥方食,未饱先止。散步逍遥,务令腹空。"确实,人在饥饿时就餐,胃纳必佳;饮食要适当,不能过饱,以免加重肠胃负担。饭后逍遥自在地散步,有助食物的消化与吸收。

苏东坡的膳食原则,以讲求实用、经济、益体、健身为前提。从不偏嗜美味佳肴,日常食谱总以荤素搭配相间。他主张节俭廉洁,反对奢侈浪费,即便在任为官时,饮食也不搞特殊化,饭菜几乎与普通百姓餐桌上的无异,他这种饮食养生与现代的荤素均衡的观点不谋而合,故而直至老年,苏东坡也无肥胖臃塞之症。

苏东坡是个手艺高明的"厨师",能烧得一手好菜。据宋代周紫芝《竹坡诗话》记载,苏东坡贬到湖北黄州时,不时下厨劳作,他见当地的猪肉很便宜,而人们较少吃它,便亲手烧制以招待宾客,久而久之,竟成为一道名菜。其做法写在《猪肉颂》云:"净洗铛,少著水,柴头苍烟焰不起。待它自熟莫催它,火候足时它自美。黄州好猪肉,价贱如粪土。富者不肯吃,贫者不解煮。早晨起来打二碗,饱了自家君莫管。"后来这首诗传了出去,人们争相仿效如法炮制,并把这道菜戏称为"东坡肉"。数百年过去了,"东坡肉"的制作方法不断改进,流传至今。

大凡诗人多与酒结下不解之缘,苏东坡的诗词中涉及酒的也不少。翻开一部《苏东坡全集》，随处可见与酒紧密相关的诗文。一般人都以为苏东坡是酒徒，其实不然。他主张节制饮酒，认为饮酒多了就容易失态，这与历代文人嗜酒豪饮的习性大相径庭，他曾说："吾少时望见酒杯而醉，而今亦能饮三蕉叶矣。""三蕉叶"是一种很小的酒杯。苏东坡有着独特的饮酒观——饮酒不求酒量，但求酒趣。他反对泥醉，而主张"半酣"："我饮不尽器，半酣味尤长。""吾饮酒至少，常以把盏为乐。往往颓然坐睡，人见其醉，而吾中了然。"看来他很注意饮酒的德性，他并非不爱酒，对酒可以说也是深有感情的，只不过靠意志自我约束而已。苏东坡还会自己酿制保健药酒，亲自动手操作，颇具水平。例如有一种名叫"真一蜜酒"的酿造就有诗为证："稻垂麦仰阴阳足，器洁泉清表里清。晓日看颜红有晕。春风入髓散无声。"诗情画意，尽入酒中。此酒能通畅气血，饮后如春风渗入人体般舒畅。还有一种"天门冬酒"，是采用中药天冬酿造，他在诗中写道："自拨床头一瓮云，幽人先已醉奇芬。天门冬熟新年喜，曲米春香并舍闻。"该酒具有养阴清热、润肺滋肾的功效。

苏东坡对茶叶养生有着自己独到的见解。他指出，喝茶是益多害少，但要注意饮茶的方法。比如，他指出："每食已，以浓茶漱口，烦腻可除，令齿更坚密。"浓茶用于饭后漱口，可以清除口腔中的异味，且能涤垢，对牙齿起到保洁的作用，况且餐后之人喜闻茶叶之清香。如果饮用，他认为过浓之茶并不好，茶浓味苦。虽能饮后提神，但却影响睡眠，妨碍脾胃功能。苏东坡一生都很喜爱饮茶，自得其乐，这对于他的健康是大有裨益的。

二、东坡菜肴

1. 东坡肉

猪肉纤维细软，含有较多的脂肪，经加工后，味道鲜美，是当今我国人民食物消费量最大的肉类。"炖烂"的肉（炖两小时左右）最适合老年人食用。因为，在炖制过程中，猪肉中的饱和脂肪酸将大量减少，而对人体有益的单不饱和脂肪酸和多不饱和脂肪酸会随烹饪时间的增长而不断增加。老年人常食炖得熟透的肉，可降血脂、降血压、降胆固醇而延年益寿，并且益智美容。

在大江南北不少饭店的菜谱上，都有这样一道菜——东坡肉。这道从北宋时流传下来的传统菜，最早出自大名鼎鼎的苏东坡之手。在《东坡续集》（卷十）里，有一首《猪肉颂》："洗净锅，少着水，柴头罨烟焰不起。待它自熟莫催它，火候足时它自美。黄州好猪肉，价贱如泥土。富者不肯食，贫者不解煮。早晨起来打两碗，饱了自家君莫管。"诗中所写其实就是苏东坡烹制"东坡肉"的经验总结。传说有一天，苏东坡家来了客人，他就烹制自己喜欢吃的猪肉待客。猪肉下锅，又加入水和调料，以微火慢慢煨着。他便和客人下棋，兴趣甚浓，直至局终，苏东坡才猛然想起锅中之肉。他原以为一锅猪肉定会烧焦，急忙进厨房，却顿觉香气扑鼻。块块猪肉色泽红润，"形整不散，软烂如腐"。端上餐桌，客人和他尝罢，都觉得菜香肉嫩酥软，美味可口。苏东坡由此受到启发，而后又如法复制。从此,他便经常烹制这道菜,有客待客,没客自食,并以一首《猪肉颂》说明了这道菜的烹制方法。

2.东坡羹

"东坡羹"是苏东坡在黄州创制并以自己名字命名的一种羹,实际就是荠菜羹。荠菜为十字花科植物,是一种人们喜爱的可食用野菜,遍布全世界。其营养价值很高,有和脾、利水、止血、明目的功效,味道鲜美。苏东坡在黄山生活期间,形容自己是:"时绕麦田求野荠,强为僧食煮山羹。"他发明了一种荠菜和米煮的粥。后来人们就把它叫作"东坡羹"。他还具体介绍制作方法:"取荠一、二升许,净择,入淘了米三合,冷水三升,生姜不去皮,捶两指大同入釜中;浇生油一蚬壳,当于羹面上,不得触,触则生油气不可食;不得入盐、醋。""东坡羹"解酒,兼有健脾和胃与利尿等功效。

3.白菜

大白菜营养丰富,不仅百姓饭桌常见,国宴上也常使用。苏东坡诗曰:"白菘类羔豚,罗土出熊蹯。""菘"就是大白菜,大白菜味甘,平寒无毒,具有医食兼有的特点。大白菜富含蛋白质、粗纤维、胡萝卜素、维生素,还含有分解致癌物质亚硝胺的糖酶。多吃大白菜不但有防肠癌的作用,还有清热、通利肠胃、减肥之功效。"鱼生火,肉生痰,白菜豆腐保平安",或干炒醋熘,或与豆腐、粉皮水煮,或剁碎包水饺、包子,就是制作泡菜也非常可口。

京味菜肴——"介末墩"就是用大白菜做原料,过去北京戏称大白菜为"看家菜",一到冬天,家家门前屋檐台阶上码满了大白菜,水缸里渍着酸菜,墙根坛中封着"芥末墩"。吃晚饭,各家各户都能做出白菜的经典菜肴,像白菜粉、醋熘白菜、白菜馅油渣蒸"懒龙"、猪肉白菜馅饺子等等,还有白菜心拌豆腐丝。

4.食生姜

苏东坡指出:长吃生姜还有延年益寿的作用。据《东坡杂记》所载:"予昔监郡钱塘,游净慈寺,众中有僧号聪药王,年八十余,面色红润,目光迥然。"问其健康长寿的奥秘,答道:"服生姜四十年,故不老云。"苏东坡拜谢了聪药王回到府上,心想姜乳饼制作较繁,加之他自幼生长在四川眉山,吃惯米饭,不喜面食。于是他在公务之余又遍访民间,终于搜集到以生姜为主药的"驻颜不老方"。他很欣赏此方,曾作诗道:"一斤生姜半斤枣,二两白盐三两草,丁香沉香各半两,四两茴香一处捣。煎也好,泡也好,修合此药胜如宝。每日清晨饮一杯,一生容颜都不老。"

生姜为姜科植物姜的鲜根茎,全国各地均有栽培,主要产于四川、广东、山东、陕西等地。中医认为生姜性味辛、温,有发表散寒、止呕化痰的功效。生姜既能生吃,又能用醋、酱、糟、盐、蜜加工食用,是居家过日子必不可少的调味品,又是物美价廉、唾手可得的保健品。据研究,生姜含挥发油、姜辣素、氨基酸、淀粉等。口服生姜能增进食欲,又可刺激口腔和胃黏膜,能加速消化液的分泌。生姜能抑制肠内异常发酵,促使肠道蠕动,消除肠胀气。所以民间有谚语说,"早上三片姜,胜过饮参汤""每天三片姜,不劳医生开处方"。姜醇和姜烯酚混合能发挥止吐的效应。生姜还能刺激呼吸中枢,血管运动中枢,促进血管循环和发汗及升高血压。我国古代的许多名人,如孔子,素有食姜的习惯,常用它防病治病,受益匪浅。

5. 苏东坡的保健食谱举例

(1)苏东坡九蒸芝麻方

【配方】芝麻1000g,茯苓200g,蜂蜜1000g。

【功效与应用】补肝益肾、滋润五脏、渗湿利水、宁心安神。适用于中老年人食用。

芝麻味甘,性平。补肝肾,滋五脏,治肝血不足、虚风眩晕、风痹、瘫痪、大便秘结、病后虚赢、须发早白、妇人乳少等症。《神农本草经》记述:"主伤中虚赢、补五脏、益气力、长肌肉、填脑髓。"茯苓味甘淡,性平。渗湿利水、益脾和胃、宁心安神。治小便不利、水肿胀满、痰饮咳逆、泄泻、遗精、惊悸健忘等症。《日华子本草》曰:"补五劳七伤、安胎、暖腰膝、开心益智、止健忘。"与芝麻互补为伍,更有利于益脾胃、安心神、补脑填髓,是抗衰防老佳品。

【制法】将芝麻在1日内蒸3次晒3次,重复3天即可完成,即九蒸九晒;茯苓洗净去皮晒干,共为细末,以蜂蜜炼熟,瓷器密贮备用。

【服法】每日早晚各服1匙,或蒸蛋、煮蛋、冲开水均可。

(2)苏东坡悦颜怡神方

【配方】芡实果适量。

【功效与应用】固肾益精,补脾止泄。

芡实味甘涩,性平,固肾涩精,补脾止泄。治遗精、淋浊,带下,小便不禁,大便泄泻等症。《神农本草经》曰:"主湿痹,腰膝酸痛,补中除暴疾,益精气。强志,令耳聪目明。"现代科学分析,芡实含有各种营养要素和维生素、矿物质,特别是含磷丰富,有利于补脑益智,老年人长期食用有利于健身长寿。

【制法】芡实果洗净。

【服法】每日随时嚼食。

(3)苏东坡容颜红润方

【配方】大枣500g,甘草50g,丁香、木香各4g,陈皮5g,食盐适量。

【功效与应用】调和营卫,益气生津。用于中老年人抗衰老,防皱纹、寿斑等症。实践证明,确能使人皮肤白嫩,容颜红润。

大枣味甘,性温,补脾和胃,益气生津,调营卫、解药毒。治胃虚食少,脾弱便清,气血津液不足,营卫不和,心悸怔忡,妇人脏燥等症。《神农本草经》曰:"主心腹邪气,安中养脾,助十二经,平胃气,通九窍。补少气、少津液、身中不足,大惊,四肢重,和百药。"民谚云:"日食五颗枣,百岁不显老。"甘草味甘,性平。和中缓急,润肺解毒,调和诸药。炙用,治脾胃虚弱、食少,腹痛便溏、劳倦发热、肺痿咳嗽、心悸、惊痫。生用,治咽喉肿痛、痈疽疮痛,解药毒及食物中毒。丁香、木香、陈皮皆有温中、暖胃、和胃、行气止痛的功效。与大枣、干姜、食盐配合,更有助于调和营卫、益气生津、经脉运行协调,是老年人最佳的食疗方。

【制法】大枣去核、食盐炒黄、甘草去皮用蜂蜜炼制。诸药捣细末,盛贮备用。

【服法】每日早晚各取 1 匙,或蒸蛋,或冲服均可。

第八节　慈禧太后

慈禧太后,满洲镶兰旗人,姓叶赫那拉。她生于道光十五年十月初十日(1835 年 11 月 29 日),咸丰元年(1851 年)被选为秀女,时年 16 岁,于次年五月入宫。入宫后,深受咸丰帝的宠爱,被封为兰贵人。咸丰四年(1854 年),又晋封为懿嫔。咸丰六年(1856 年),懿嫔生下一子,起名为载淳,这就是后来的同治帝。懿嫔因生子有功,遂晋封为懿妃,第二年又晋封为懿贵妃。1861 年咸丰帝崩于热河行宫,小皇帝载淳继位大统,懿贵妃子贵母荣,被尊为"圣母皇太后"。同治元年(1862 年)九月,又加徽号"慈禧",从此人们称她为慈禧太后。又因她曾住在紫禁城内西宫,遂又被称为"西太后"。慈禧太后晚年笃信佛教,手下人也常称她为"老佛爷"。慈禧太后主宰同治、光绪两朝军国政要,实际统治清朝达 48 年之久。她死后,谥号"孝钦",所以在《清史稿》等清代史籍中,又称她为"孝钦后"。慈禧太后统治中国近半个世纪,与她充沛的精力、旺盛的体力有极大的关系,慈禧太后十分注重保健,据她的贴身宫女回忆,她说:"一个女人不会保养还活个什么劲呀?"因此在饮食养生上,慈禧太后非常注意,除喜欢用鸭子、燕窝等食品来补养外,还十分注意结合自己身体的状况进行合理膳食。

一、饮食养生

慈禧年轻时,容貌颇佳,因此被选为秀女并得到咸丰帝的宠爱。作为后宫佳丽,迫切希望自己青春永驻,容颜不改,慈禧为保持自己的美貌,很注意从饮食上进行调理,可谓驻颜有术。

1. 肉皮

肉皮由各种胶质组成,含有丰富的蛋白质,而脂肪的含量又少,能对人体皮肤起到积极的保护作用,历来是一种很好的美容健康食品,极受爱美女士的欢迎。年轻的慈禧也很喜欢吃猪皮、猪蹄、鸭皮、鸭掌等富含胶质的菜肴。据在慈禧身边最得宠的女官德龄回忆,慈禧年轻时最爱吃的一味菜属"炸猪肉皮",其做法是先将带皮的猪肉切成小方块,然后放在油里煎炸,当煎到松脆可口时即可食用。又因咀嚼时即可发出清脆的响声,因此,慈禧还给这道菜起名为"响铃"。

其做法是:精选上等脊背上的肉皮若干,先刮净皮面上的细毛,然后把肉皮放入开水中煮片刻,捞出用刀刮去皮内的油质,剁成大小适当的方块,用绳穿起来,放在通风处晾,一直到干透为止。炸时,先拭去肉皮表面上的灰尘,然后放入六七成热的油锅里炸,炸时要不断地用勺子翻动肉皮,以炸制均匀。约半小时后,肉皮已经炸酥,取出放入一容器内,倒入一些开水,开水的量要漫过肉皮,盖上盖,使肉皮回软。等到肉皮泡得如发好的鱼肚时,用温盐水洗净油质,然后将肉皮切成小条或小块。将炒锅置火上烧热,加入约50g油,油热时用葱丝、姜丝炝锅,再下入100g香菇煸炒片刻,加入少许酱油、料酒,然后倾入适量的鸡汤,加入少许精盐调味。汤沸后,加入切好的肉皮,用小火加盖煨制约20分钟。等锅内的汤汁不多时,改用旺火,用绿豆粉勾芡,淋以香油即成。用这样的方法烹制的肉皮呈金红色,肉皮酥烂入味,汁芡明亮。

2. 盐水鸭掌

慈禧太后喜欢吃的另一种富含胶质的菜肴为盐水鸭掌,几乎每次"小吃"的时候都必备。该菜的特点是熟烂脆嫩,咸鲜入味,十分耐嚼。盐水鸭掌的制法为:选500g肥鸭掌洗净,用沸水汆透捞出,剥去掌皮和掌爪尖,再洗净,放入锅内,加入1000g清水和适量的葱段、姜片、料酒、大料、花椒、精盐,沸后改用小火慢煨至鸭掌七成烂后捞出,从掌背处拆除骨头,再放入1000g左右上好的鸡汤,复加入适量的葱段、姜片、料酒、精盐等,慢煨至鸭掌十成烂捞出,冷却后即可装盘食用。

3. 菊花火锅

花和花粉中所含的糖、氨基酸比一般植物的营养成分要高得多。花和花粉具有强身健体、增长精神、消除疲劳、美容抗衰老等作用。因此,经常食用花和花粉可以达到一定的美颜作用。清代后妃常常在不同的季节采集各种植物的鲜花,直接入馔或制作饮料,以求达到营养美颜的效果。慈禧太后一生也颇爱此道,根据清代宫廷的医药档案,慈禧太后经常食用的花有玫瑰、荷花、桂花、菊花等。用火锅吃菊花的方法更是慈禧太后的发明,人们常称这种火锅为菊花火锅。

菊花火锅的发明不仅与慈禧太后喜欢吃菊花有关,也与她喜欢吃火锅有关。火锅在清代宫廷中又称为暖锅或热锅。由于清朝贵族起源于东北,故很早就有吃火锅的习惯。慈禧太后非常喜欢吃各种火锅,据德龄讲:慈禧太后"每逢要尝试这种特殊的食品之前总是十分兴奋"。慈禧太后把宫中吃火锅的季节大大延长,不分春夏秋冬,一年四季火锅不断。每顿正膳,慈禧太后的膳桌上往往要摆上两份不同的火锅,如清代信修明的《清宫琐记》中,曾提到慈禧太后用膳时的一份膳单,上面有火锅二品:一是八宝奶猪火锅,二是酱炖羊肉火锅;又如故宫《慈展》中记载慈禧太后在光绪十年(1884年)十月初七日进膳的一份膳单,上面也有火锅二品:一是八宝奶猪火锅,二是金银鸭子火锅。

4. 花茶

慈禧太后还喜欢喝用菊花、莲花、桂花等为配料酿制而成的菊花白、莲花白和桂花陈酒。慈禧太后还爱用莲花蕊制成香茶饮用。

5. 饮食非常注重新鲜

新鲜蔬菜不仅口味鲜美,营养价值也高。慈禧太后在饮食上非常重鲜,宫中菜园每到播种之际,她必亲自监临。园中鲜蔬成熟时,她也常去督促收获。对一些种植成绩显著的人,慈禧太后还给他们以奖赏。慈禧太后还嗜养鸡,她规定宫眷们都要养一定数量的鸡。每天早晨鸡下蛋时,宫眷们为取悦慈禧太后,皆以新鲜鸡蛋呈献于她。

6. 坚果

核桃、松子、榛子、杏仁等坚果不仅富含油脂和蛋白质,而且含有丰富的维生素和多种对人体有益的钾、磷、钙、铁等元素,能起到一定的补脑益智的效果,对于脑力劳动者而言,常食坚果尤其有益。慈禧太后处于清朝统治的权力中心,实际统治中国达半个世纪之久,脑力消耗自然不少,因此她十分喜好用各种坚果来补脑。

7. 西瓜盅

在慈禧太后最喜欢吃的菜肴中,有一道用核桃、松子等各种坚果和鸡肉为原料烹制的菜肴,这就是"西瓜盅"。西瓜盅的制法为:取一个大小适中、皮面碧绿、花纹美观的西瓜,切去顶部(约2寸厚)做盖,再挖去瓜瓤,做成西瓜盅。挖瓜瓤时,贴近瓜皮的部分应保持一层鲜红的颜色。将250g鸡脯和100g熟火腿均切成骰子大小的块,新鲜莲子50g去皮去芯,然后同龙眼50g、核桃仁50g、松子仁50g、杏仁50g、鲜榛子仁50g分别用沸水焯透,再分别用水漂洗干净,装入西瓜盅内。另用一容器,放入750g上好的鸡汤,调入适量的葱姜汁、料酒、精盐,搅匀,倒入西瓜盅内。再将西瓜盅放入一个小瓷罐内,周围添些清水,水的高度为西瓜的一半为妙,盖上瓜盖和小瓷罐的盖,将小瓷罐放进小蒸锅中,盖上蒸锅盖。先用旺火将西瓜盅内的汤烧沸,然后用小火慢蒸约4小时,取出盛西瓜盅的小瓷罐,拭净外面的水汽,即可食用。这样做成的西瓜盅汤鲜料烂,鲜美醇香,乃上乘的补脑益智菜肴。

慈禧太后晚年时,消化功能有所减弱,因此十分喜欢酥香软烂的食物,"西瓜盅"烹制得就十分酥烂。除此之外,还有不少具有酥香软烂特点的菜肴为慈禧太后所喜爱,如樱桃肉、清炖肥鸭等。

8. 熏炙肉

熏炙方法加工的肉食具有独特的风味,受到许多人的喜爱,慈禧太后也十分喜爱这类肉食。据德龄称:"熏炙一类的东西,似乎最合太后的口味,像烤鸭、烧乳猪、熏鸡、煨羊腿等,差不多是不断地会供呈上来的。"现在食用的有些熏肉食品往往坚韧难嚼,可慈禧太后吃的这类肉食烹制得却相当酥烂。如烧乳猪的制法为:将六七斤重的乳猪宰杀洗净,先用白酒、料酒、蜂蜜水和盐将猪体内外抹匀擦透,再用铁钎插入猪身,放在炭火上烤,边烤边转动铁钎,使猪体各个部位都充分烤炙。烤炙时,还要用奶酥油慢慢涂抹猪皮各处,至乳猪红润光亮,外焦里嫩时,就可以食用了。又如煨(烤)羊腿的制法为:首先将重2500～3500g的无皮嫩羊腿剔除筋膜,用尖刀在肉上扎些小孔,以便腌制入味。再用精盐将羊腿擦透,置容器内,加入白糖100g、料酒200g和适量的葱段、姜片、花椒、大料等,拌匀,腌4小时左右,使其充分入味。取大烤盘一只,先倾入一些用精盐调过味的鸡汤,鸡汤的量以高于烤盘底面寸许为佳,然后加入腌好的羊腿,再把盛有羊腿的烤盘放入烧热的烤箱中烤制,1小时后取出,再烤羊腿的另一面,直到羊腿的两面都烤制成褐色时取出。这时,羊腿肉已经烂熟,取出羊腿,刷上香油,切片装盘就可食用了。

9. 明目菜

慈禧太后晚年的时候,眼睛不好,传御医调治,喝了多副中药,不见好转。她就传旨说谁能不用药就能治好我的眼病,就赏谁白银万两。一天,江南的名医赵海仙来给太后治病。他说:"海仙行医,不为名,光为利,后应事先赏我万两白银,方可调治。"太后听了,立即让李莲英把银子取来赏给海仙。当时,海仙的家乡遭灾,百姓们正在挨饿。他把太后赏他的银两让徒儿送回家乡,分给父老乡亲,以缓解他们的生活之难。海仙给太后搭脉后,下厨房烹调了两道菜,给太后送去,说:"太后吃这菜,眼病少则三天好转,七天病愈。以后经常食用保您眼不花耳不聋。"太后吃了几口,顿时觉得眼睛亮了许多。从此,她天天食用这道菜,果然三天好转,七天治愈,据说太后终身眼清目明视力很好,就是常常食"明目菜"的缘故。其做法是将125g猪肝切薄片,用酒、酱油、糖、番薯粉拌匀,用豆油爆香,将葱白、姜丝放入猪肝熘炒片刻。在锅内倒入250g绿豆芽加适量盐、味精、酱油等调料,用大火快速翻炒即可。这菜可补血明目,对老人健身非常有利。

二、晚年嗜食汤粥

各种汤粥易于消化吸收,是老年人最佳的养老饮食,晚年的慈禧太后也非常喜欢进食各种汤、粥。据德龄讲,慈禧太后最喜欢喝的汤要数萝卜汤和鸭舌汤了。

1. 萝卜汤

萝卜本来是百姓常食的一种蔬菜,清代宫廷的御厨们本不敢用萝卜烹制御膳。不知哪天,慈禧太后自己想尝尝萝卜是什么味,就吩咐御膳房制作一道萝卜菜。御厨们想要把萝卜原有的那股气味去掉,否则太后一尝,味道不好,说不定自己会受到惩罚的。于是他们绞尽脑汁想了一个主意:先把大萝卜洗净刮皮,切成长短、粗细均匀的细丝,用沸水焯透捞出,再用凉水洗一遍,捞出沥净水分。这样,萝卜原有的那股气味就基本去掉了。御厨们再把这样的萝卜丝和切好的熟火腿丝、香菇丝配在一起,投入上好的鸡汤中煮沸,调入适量的精盐,慢火煨制片刻,撇净汤面上的浮沫。这样,一碗上佳的萝卜汤就制好了。慈禧太后喝了这碗萝卜汤后,非常高兴,重赏了制汤的御厨。萝卜汤也开始跻身于御膳之列。

2. 鸭舌汤

慈禧太后所喝的鸭舌汤比萝卜汤更为高级,据德龄回忆说:"太后还有一种特别爱好的菜,那便是清炖鸭舌。这鸭舌就和鸭子的肉放在一起炖的,每次至少要有二三十条,浮起在汤的上面。因为这是太后最中意的一样菜,所以每次总是装在一个特备的杏黄色的大碗里的,而且总是安得最近太后。"慈禧太后每次吃这道菜时,鸭舌多数吃完。这道菜在清皇室中,曾经流行了几十年,成为宫廷名菜之一。

3. 珍珠粉汤粥

据说,慈禧太后晚年还喜欢进食一种加了珍珠粉的汤粥。珍珠粉是一种高级的化妆品和养生珍品,历来皇宫后妃、达官贵人多用以养颜护肤、葆春延年。据现代科学研究发现,珍珠粉中含有一种叫"光基欧磷氨基酸"的特殊湿润成分,它不仅可以调节人体生理机能,促进人体细胞恢复活力,而且对人的皮肤具有亲和性,可使恢复原有的润泽,具有增白、延缓衰老的作用。据说慈禧太后晚年容颜仍相当光艳照人,或许有珍珠粉的功效。

三、中药调理

慈禧十分注重中药的调理,在《慈禧医方选议》中,可看到慈禧平时服用一些"益寿膏""菊花延龄膏""扶元益阴膏"以及"十全大补丸""长春益寿丹"等18种益寿补药。在这些药方中,使用的药物多达60多种,主要成分为当归、白芍、茯苓、砂仁、白术、香附等。这些药物大多为性甘平、甘温,益肝益脾。

慈禧还常吃"雪梨膏""二冬膏""五味子膏"。其中,雪梨膏的功效为:清肺热,润肺燥,主治干咳久咳。失音气促,痰中带血,并能生津降火。二冬膏是由天冬、麦冬制成的。对肺肾阴虚有热、肺胃阴伤所致之虚劳、咳嗽、咯血、潮热等。均有明显疗效。五味子膏,能敛肺滋阴,生津止汗,益肾涩精。事实证明,慈禧这些食补、药补,对她祛病健身起到了很大作用。

四、书法与戏曲

慈禧喜欢书法和戏曲,练书法头部端正,两肩齐平,胸张背直,两脚平放于地。然后用力提肘悬腕,挥毫泼墨。同时,练书法时必须全神贯注,排除杂念,这与气功疗法或太极拳的要求完全一致。因此能改善大脑皮质的自主神经系统功能,提高大脑思维的敏捷性。练书法还是一种美的享受。能调节人的神经,抒发人的情感,从而消除忧愁。治疗抑郁,达到静心养性的目的。慈禧是一位书法爱好者,2001年11月24日的《北京日报》刊登了她60岁时赐给两广水师提督郑绍金的手书大"寿"字。客观地说,她的书法水平功力不浅。这是她多年坚持习练书法的结果。

慈禧爱看京戏,京剧博大精深、韵味醇厚,是中国的文化精华和国粹,在文学、表演、音乐、唱腔、锣鼓、化妆、脸谱、服饰等各个方面,形成了一套互相制约、相得益彰的格律化和规范化的程式。它创造舞台形象艺术手段十分丰富,表演艺术达到了"以形传神,形神兼备"的艺术境界,有深厚的文化韵味和民族风格。颐和园的德和园、颐乐殿是慈禧看戏之处。据说,慈禧精通戏曲,文字能力也不错。亲自改过的京戏唱本就有100多出。可见慈禧通过习练书法和观赏京戏,从身体到精神不断地加以调养,这自然有益于她的健康。

第九节　陆　游

"死去元知万事空,但悲不见九州同。王师北定中原日,家祭无忘告乃翁"这是南宋著名爱国诗人陆游的名篇。陆游(1125—1210),字务观,号放翁,越州山阴(今浙江绍兴)人。陆游一生历经磨难,在晚年长期蛰伏在山阴老家农村,因为养生有术,嗜食薏米和木耳,到了晚年仍"眼明身健何妨老,饭白茶甘不觉贫",虽然历尽坎坷,但十分健康,活了86岁。

一、养生有方

陆游一生遭受了巨大的波折,他不但仕途坎坷,几遭罢官,而且爱情生活也很不幸。"红酥手,黄滕酒,满城春色宫墙柳;东风恶,欢情薄,一怀愁绪,几年离索,错!错!错!春如旧,人空瘦,泪痕红浥鲛绡透;桃花落,闲池阁,山盟虽在,锦书难托,莫!莫!莫!"陆游此文中抒发的是爱情遭受摧残后的伤感、内疚和对唐琬的深情爱慕,以及对他母亲棒打鸳鸯的不满情绪。政治上的坎坷、感情生活的不幸并没有使他早世,他仍活了86岁,这与他养生有术有很大的关系。

二、注重饮食宜忌

陆游非常注重养生,尤其在饮食方面,他是一位精通烹饪的专家,在他的诗词中,咏叹烹饪的有上百首。例如"天上苏陀供,悬知未易同"是说自己用葱油做成的面条像天上苏陀(即酥)一样。他在《山居食每不肉戏作》的序言中记下了"甜羹"的做法:"以菘菜、山药、芋、莱菔杂为之,不施醯酱,山庖珍烹也。"并诗曰:"老住湖边一把茅,时话村酒具山肴。年来传得甜羹法,更为吴酸作解嘲。""今日山翁自治厨,佳肴不似出贫居,白鹅炙美加椒后,锦雉羹香下豉初。箭出脆甘欺雪菌,蕨芽珍嫩压春蔬。平生责望天公浅,扪腹便便已有余。"由此可见,陆游不仅会烹饪,而且爱烹饪,其烹饪技艺高超,常常亲自下厨掌勺,赢得朋友们赞美不已。他在《病起杂言》中说:"起居饮食每自省,常若严精畏友在我旁。"这是强调人们吃东西要知道节制,饮食适宜则养人,饮食太过会伤人;又如在《养生》中说"衣巾视寒燠,饮食节饱饥",这是主张饥饱适度。

陆游十分喜欢食粥,有《食粥》一首:"世人个个学长年,不悟长年在目前;我得宛丘严易法,只将食粥致神仙。"古人讲"糜粥自养",说明粥对延年益寿有重要的作用。经常食粥能延年益寿。他在《薄粥》一诗中说:"薄粥支吾未死身,饥肠且免转年轮。"意思是说,靠食粥支持年迈的身躯,而且也能够免受饥饿。他还有"老便黎粥美,病喜栗浆酸"等诗句,认为老年人消化能力弱,稀粥利于消化,易被人体吸收,于长寿有益。中医养生学认为,食粥能培养胃气,滋生津液,又易消化,对老年人或脾胃虚弱的人来说,尤为适宜,实为养生佳品。

到了晚年,陆游基本食素,他认为素食既能节俭,又可养生,一举两得。在一首《杂感》诗中,他写道:"肉食养老人,古虽有是说。修身以待终,何至隐饕餮。晨烹山蔬美,午漱石泉洁。岂役七尺躯,事此肤寸舌。"在诗中,他对过去流传的"肉食养老人"的说法大不以为然,而是乐意于"晨烹山蔬美,午漱石泉洁",强调修养身心不能贪食厚味,而应把清淡的素食当作养生妙法。可见陆游十分重视饮食养生。

三、强调吐纳、导引、按摩

陆游常用吐纳、导引、按摩的方法进行锻炼,他在一诗中说:"老生要是常谈尔,吐纳余闲即按摩……啄吞自笑如孤鹤,导引何妨效五禽。"陆游很爱好气功,为了在练功时做到外息诸缘、内心清净,他专门找一间空房子,不让任何人打扰。"默视鼻端白,正气徐自还。"他坚持不懈地锻炼身体,虽然到了80多岁,身体还是很硬朗,甚至达到了"两片神光夜穿户,一头胎发入晨梳"的境界。

同时,他在每次饭后1小时,坚持做"揉腹功",以助肠胃运动,他在诗中多次提到"饭后自做揉腹功""饭后频摩腹""朝脯两摩腹"等等,证明他始终是坚持按摩而不辍。由于坚持不懈,数十年不分酷暑严寒锻炼,他的功夫达极高境界,可谓"两皆若有光、夜视如正昼"。

四、喜梳头、勤洗脚

梳头、洗脚看起来是日常生活中的小事;陆游把它作为养生方法,每天必做。"觉来忽见天窗白,短发萧萧起自梳",其梳头之勤,不同一般,梳头有什么好处呢? 明代焦兹指出:"冬至夜子时,梳头一千二百次,以赞阳气,经岁五脏流通,名为神仙洗头法。"人的头顶正中有"百会"穴,为全身经络汇集之处。陆游天天坚持早中晚三次梳头,这样可使头皮血管扩张,经络通畅,促进血液循环,供给头面的营养增多,有醒脑宁神之效。他在诗中写道,"客稀门每闭,意闷重梳头",可见他对梳头养生的重视。洗脚也被现代人十分推崇,研究表明,经常洗脚对健康十分有益,脚部有 60 多个穴位,又是足三阳经的起始点,故坚持睡前洗脚有补肾强身之效。

五、重视情志调摄

陆游善于情态调摄,他十分喜爱读书,认为读书可以忘忧,陆游从读书中获得心理安慰,使身心保持健康。他自称"书痴","客来不怕笑书痴";"老人世间百念衰,惟好古书心未移"。现代医学研究发现,人在得到安慰时,在体内可产生一种叫内啡汰的物质;从而对人体产生有益的调节作用。陆游认为:"治心无他法,要使百念空。"他淡泊名利,生性豁达,即使在穷困潦倒之际,亦浩歌不已。正因为陆游深明养生之理,即使在不得志的情况下,仍把种菜、扫地、钓鱼、拂几等干得津津有味。陆游把吟诗作为养生的一种手段,吟诗不仅是口腔运动,而且整个机体的多种器官都参与了活动。反复吟诗可使大脑皮层的兴奋与抑制过程达到相对平衡,增强一些有益的激素以及活性物质的分泌。这是十分有益于身心健康的。

陆游还提出养生的五个要点:不利于身心健康的事,哪怕再小,也不要去做;要保持精神愉快,能够使人高兴的事,千万不要错过;要学会宽恕、制怒、忍躁;对每一件事情都要深思熟虑,不可轻举妄动;要注意不贪图酒色,适可而止。他把上述养生要求作为自己毕生的座右铭,时时提醒自己身体力行。陆游在坎坷曲折的人生道路上,能享 86 岁高龄,得益于他善于养生,勤于养生,长年坚持不懈。

第十节　曾国藩

"得失有定数,求而不得者多矣,纵求而得,亦是命所应有。""安然则受,未必不得,自多营营耳。""食能止饥,饮能止渴,畏能止祸,足能止贪。""气为心害,养心当先制气。""定静安虑得,此五字时时有,事事有。离了此五字,便是孟浪做。"这些都是曾国藩的名言。

曾国藩(1811—1872),字伯涵,号涤生,汉族,湖南省长沙府湘乡人。晚清重臣,湘军的创立者和统帅者。清朝军事家、理学家、政治家、书法家、文学家,晚清散文"湘乡派"创立人。官至两江总督、直隶总督、武英殿大学士,封一等毅勇侯。他的思想,对近代中国曾经产生了很大的影响。毛泽东1917年也曾说过"吾于近人独服曾文正"。

一、养心是根本

曾国藩在养生祛病方面有一定的造诣,他崇尚自然而然的养生之法,他在论养生之法说:一曰眠食有恒,二曰惩忿,三曰节欲,四曰每夜临睡洗脚,五曰每日两饭后各行三千步。养生之法,莫大于"惩忿、窒欲、少食、多动"八字。

养生就是要养心,心灵的平静、平和才是养生的根本。"养生以少恼怒为本也。""尝胸中不宜太苦,须活泼泼地,养得一段生机,亦去怒之道。"少恼怒,就是惩忿;神明则如日之升,身静则如鼎之充真,故在养生五事之中,惩忿是首要的,最根本的,只有心静病才能少,身体才能好。

要达到惩忿,首先就要舍弃一切贪欲,以静制动,将生前之事,身后之事与一切妄念铲除净尽,这样自然有一种恬淡意味,而敦定之余,真阳自然而生,身体自然而康。其次遇事顺其自然,庄生云:"闻在宥天下,不闻治天下。"这句话的意思是:只听说让天下无为而治,没有听说过治理天下的。养生亦然,治天下亦然。曾国藩惩忿戒怒的具体方法就是"焚香静坐之法,静中真味。因为心与气总折不开,心微浮则气浮矣,气散则心亦散矣,只有心静,才气平,心静才身健"。

二、节欲

他认为只有节欲,才能静心,静心才会少恼怒,身体才会健康。因为为名而用心太过,即欲望过多,自然心神不得安宁,欲火中烧,身就会生虚火,引起身体不适。

三、生活有度

养生之道莫于眠食,即"眠不必甜寝鼾睡而为佳,但能淡然无欲,旷然无累,闭目存神,虽不成寐,当是以养生"。曾国藩认为:眠必虚恬,息必归海,视必垂帘。虚恬,谓心虚而无营,归海,谓藏息于丹田气也。总之,睡则小憩,食则在虚常有度。他的几种具体的食养方法:

(1)常睡不着,用熟地、当归蒸母鸡食之,大有效验。

(2)老人食补,乡间鸡肉猪肉最为养人,若常用黄芪当归等类蒸之,略带药性而无药气,老人食之,甚有益也。

(3)酒,三两杯以养血,未尝不可,但不宜多耳。

(4)夜饭不荤,专食蔬而不用肉汤,亦养生之宜。菜不必贵,适口则足养人。

（5）脾极亏，峻补则亦不甚相宜，凡五脏极亏者，皆不受峻补也。用老米炒黄，熬成极酽之稀饭，服之半年，可有转机。老米，是储存多年的陈米，初时气味俱尽，冲淡和平，适于调养脾胃。若新米，煮汁则胶黏不爽，食后壅滞不消。

饭后步行是他每日必坚持的，认为是养生家第一秘诀。只要持之以恒，必有大效。

四、贵在坚持

即每晚临睡洗脚，每日两饭后各行三千步，贵在坚持。如果三天打鱼四天晒网，看不到效果。但如果日日坚持，成为一种健身锻炼之法，则对养生大有好处。

曾国藩在养生方面强调：宜于平日讲求养生之法，不可于临时乱投药剂。而其养生之道，则守"尽其在我，听命于天"即奉行五事，既戒恼怒，晓知节欲。已尽其在我者矣。此外，寿之长短，病之有无，一概听其在天，不必多生妄想去计较。应该讲这种思想是有一定的借鉴价值。

（编写：陈润、杨艳）

第六章　养生学的现代医学研究

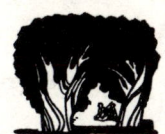

　　养生是为了防病强身,延缓衰老。"健康长寿"是人类永恒不变的追求。从古至今健康长寿活过百岁的大有人在。目前已知确切的最长寿命是 146 岁。虽然现代生活条件、医疗条件、营养条件和工作劳动条件与过去相比有了天翻地覆的变化,但绝大多数人不能达到无疾而终。千百年来,古今中外的学者对此进行了不懈的追求,随着科技的发展,社会的进步,人们对于生命的数量和质量不断提出越来越高的要求,与此相适应的养生现代研究越来越丰富,呈现出勃勃生机,特别是近几十年来有关衰老方面的研究取得了丰硕的成果,为延缓衰老和健康长寿奠定了坚实的理论基础。目前生物医学领域研究延缓衰老和长寿仍属于尖端课题,其研究的目的就是要弄清衰老的生理机制,取得预防和延缓衰老的方法,使人们普遍达到健康和长寿的目的。

第一节　现代医学研究的衰老原因

　　大量研究事实证明,人类的衰老和遗传有密切关系,遗传特点和因素不同,衰老速度也会不同。自然界的生物一般都有相对稳定的寿命界限,种类不同的生物其寿命是不同的;因此,生物寿命的长短与环境因素、遗传特性、营养供给和种类关系密切。在所有的因素中,遗传是决定一个物种衰老过程和寿命长短的最主要的因素,是起决定作用的因素。遗传基因的结构和顺序会受到自然界各种因素的干扰,对其产生不利的结果,因此我们必须讨论自然界的因素对遗传特性的影响;这是现代医学研究健康与长寿的基本出发点。

一、环境因素对衰老的影响

　　环境是人类生活的必须载体,分自然环境和社会环境,现在人们的生存环境与古代的生存环境,无论是自然环境,还是社会环境都发生了巨大的变化。

(一)自然环境

由于工业革命进程的加快,使自然环境发生了从未有过的变革,大大增加了对人类和生物生存的不利因素,其中自然环境主要有以下因素:

1.大气环境

"人3天不饮水或15天不进食才会死亡,但3分钟不呼吸就会死亡",可见大气对人类生存的重要性。大气是人类生活和生存所必需的,它包括各种必须气体和阳光。随着全世界工业化进程的加快,大气污染越来越趋于严重,其污染物的种类也越来越多,目前已知大气污染物约有100多种,如二氧化碳、氮氧化物、碳氢化物、光化学烟雾和卤族元素等和颗粒物(粉尘和酸雾、气溶胶)以及各种有机污染物等。大气污染主要有自然因素和人为因素两种,但最主要的是人为因素造成的污染,尤其是工业生产和交通运输的污染,对人可造成急性中毒、慢性中毒、致癌作用和致畸等危害。

纯净的大气约有21%的氧气,氧是人体内氧化作用必需的元素,体内的物质代谢,包括由饮食摄取的糖类、脂类和蛋白质类的分解代谢,都需要有氧参加才能完成其代谢过程,任何被污染的空气都不利于新陈代谢的正常运转,可引起疾病的发生甚至死亡。世界上几次重大的大气污染事件对人类都带来了灾难性的影响,造成了严重的生命及财产损失。1952年12月发生在伦敦的一次烟雾事件,因空气中含高浓度的二氧化硫、硫酸及烟雾颗粒,致使4000人死亡。1984年12月2日晚,印度中部博帕尔邦的联合碳化物公司(Union Carbide)下属工厂发生的气体泄漏事故,释放出大量异氰酸甲酯、碳酰氯以及其他气体,导致成千上万的人死亡,而许多人则在随后的几年中死去,迄今死亡人数约为25 000人,此外,还有几十万人受伤。1986年4月26日凌晨1时23分,苏联的乌克兰切尔诺贝利核电站4号反应堆发生爆炸,大量强辐射物泄漏。当时属于苏联的乌克兰、俄罗斯和白俄罗斯部分地区受到辐射侵害。乌官方统计数据显示,超过2.5万人参与事故抢险时牺牲,仅在乌国内就有230万人被认定是"核泄漏事故受害者"。可见大气污染对人类的健康影响之大,范围之广,危害之重,因此必须全世界各国政府、组织和人民共同参与,才能有效地治理大气污染。

2.水

"水是生命的源泉",水是生命存在与经济发展的必要条件,水是构成人体组织的重要部分。水在人体内的含量达70%,成年人每天需水2.5~3 L,其中直接饮用1 L左右,食物中补充1 L,人体新陈代谢形成0.5 L。明代李时珍在本草纲目《水篇》中写道:"药补不如食补,食补不如水补,水为百药之王。"地球水资源的构成是水占70%的面积,其中海水占97.3%,淡水只有2.7%。可见淡水资源异常宝贵。工业化进程的加快是水被污染的主要原因,全世界每年约有4200多亿 m^3 的污水排入江河湖海,污染了5.5万亿 m^3 的淡水。仅中国有82%的人饮用浅井和江河水,其中水质污染严重细菌超过卫生标准的占75%,受到有机物污染的饮用水人口约1.6亿。一项调查显示,在全世界自来水中,测出的化学污染物有2221种之多,其中有些确认为致癌物或促癌物。人类生产活动造成的水体污染中,工业引起的水体污染最严重。其次是农业和生活污水。这些污水中存在着大量的有机物、无机物、微生物、病毒、寄生虫卵等,世界卫生组织的一项调查资料显示:当前发展中国家有10亿多人受到水传染病的威胁,每年有500多万人死于水传染病。儿童死亡的半数与饮用水不良有关,水污染的加剧是影响人类寿命的主要因素之一。

3. 土壤

土壤污染主要有工业污染,废水、气固体废弃物、生活污染,垃圾、粪便和污水;农业污染,化肥、农药,污染物的种类有生物、化学、放射,污染方式有水型污染,主要是工业废水和生活污水,灌溉农田,固体废弃物污染。土壤污染具有隐蔽性和滞后性。大气污染、水污染和废弃物污染等一般比较直观,而土壤污染则不同,必须通过对土壤样品进行分析化验和农作物的残留检测,甚至通过研究对人畜健康状况的影响才能确定。因此,土壤污染从产生污染到出现问题通常会滞后较长的时间。同时有累积性、不可逆转性和难治理。所有的食品均来自于土壤,因此被污染后的土壤对人类的危害是巨大而难以估量的。

4. 温度

人类生活最适宜的气温是18~20℃,研究表明,33℃人体汗腺就开始启动,通过微微出汗散发蓄积的体温。35℃散热机能立即反应,此时,浅静脉扩张,皮肤冒汗,心跳加快,血液循环加速。36℃是一级警报,人体通过蒸发汗水散发热量进行"自我冷却",每天要排出汗液和钠、维生素及其他矿物质,血容量也随之减少。38℃是二级警报,人体汗腺排汗已难以确保正常体温,不仅肺部急促"喘气"以呼出热量,就连心脏也要加快速度,输出比平时多60%的血液至体表,参与散热。39℃是三级警报,汗腺疲于奔命地工作,此时容易出现心脏病猝发之危险。40℃是四级警报,高温已令人头昏眼花。41℃人体排汗、呼吸、血液循环……一切能参与降温的器官,在开足马力后已接近强弩之末,此时对体弱多病的患者和老年人来说,是一个"休克温度"。

过热过冷都会影响人体代谢反应,热带居民发育和性成熟期一般比寒带和温带居民早,其衰老的到来也较早;在高温环境中工作的人,其基础代谢一般偏高,故易衰老。据对许多长寿老人的生活情况调查表明:长寿老人多生活在气温适宜的山区。但随着二氧化碳和各种温室气体的大量排放,地球越来越热,给长寿带来负面影响。

5. 放射性物质和化学品

放射性物质古代在地表以下,同时含量甚少,由于工业和军事的需要,放射性工业得到了发展,使大气和水土不断受到放射性微尘的污染,因此人类每天都在不知不觉地接受放射性物质的侵害。实验表明,细胞核的DNA结构经放射性物质侵害后,细胞会失去修复能力而引起衰老,还可能致细胞突变,发生癌症等疾病。

古代没有纯粹的合成化学品,现代社会生活几乎不可能离开化学品,随着人类对化学品依赖越来越多,使我们的生活环境中的化学品越来越多;化学药品中很多都是有毒的,如含汞化合物、亚硝酸盐类等,这些都可能损害机体的某些重要器官,导致衰老甚至死亡。

6. 噪声

噪声主要来自工业,特别是交通、机械、化工、冶金和建筑等,噪音对人体健康的影响主要有:一是听力损伤,二是引起心脏血管伤害。研究表明,长期噪音的暴露与高血压呈正相关,在噪音70dB到90dB环境中生活5年,得高血压的危险性比非噪声区的高2.47倍。三是噪音对生殖能力的影响,长时间的噪音污染可以引起男性不育,对女性则会导致流产和胎儿畸形。四是噪音对睡眠的影响。五是噪音对心理的影响。动物实验也表明,大鼠受噪音干扰3个月(每天干扰12小时)以后,它们心脏的结缔组织变得异常,有的甚至发生癌症。故许多老年学家认为,噪声也可能是致人早衰的原因之一。

7. 居住条件

人类居住的环境在现代社会得到了巨大的改善,但由于人口的剧增,环境的污染的加剧,居住受到环境污染的机会越来越多,因此在选择住屋位置时要求光线充足、空气流通、绿化良好;同时要防治地方病的发生。另一个值得注意的是我国的商品住房多数是毛坯房或清水房,因此必须进行装修才能居住,在装修中会有大量的合成化学品、含有放射性物质的大理石、不合格煤矸石制成的建筑用砖、水泥以及制品等,这些对健康的有一定的危害,因此强化教育和监管是重点,必须采取有效的防护措施,以保证居住的安全性。

(二)社会因素

自20世纪70年代以来,传染病防治技术取得了突破,一些烈性传染病得到了有效的控制甚至消灭。全球疾病谱和死因结构发生了显著的改变,影响人群健康的主要疾病开始由传染病向慢性非传染性疾病转变,恶性肿瘤、糖尿病和心脑血管疾病等占据了死因谱的主要位置,这一事实是生物心理社会医学模式产生的背景,并促进了这一医学模式的产生和发展。生物心理社会医学模式解释了人的健康不仅受到生物因素的影响,还受到环境因素尤其是社会环境因素的影响。

社会环境因素主要通过对人的身体和心理造成刺激并通过人的大脑产生各种各样的情绪,从而影响到人体的各个系统并产生健康效应。社会因素包括国民生产总值(GDP)、政治、经济、宗教、文化教育、伦理道德、风俗习惯、生态环境和人际关系、家庭、婚姻、社会职业、声望和受教育的程度等。在现代社会中,人每时每刻都受社会因素的影响。现代医学研究表明,很多精神疾病和躯体疾病,都与激烈的竞争,过度紧张的社会因素有直接关系。如美国综合医院门诊部对病人进行随机研究,发现65%的病人与社会逆境、失业、工作不顺利、家庭不和等因素有关。不合理的社会制度,恶劣的社会习俗,落后的意识形态,以及人与人之间种种斗争矛盾,都可使人体代谢功能紊乱,导致早衰。

随着社会的进步,科学的发展,物质生活和医疗卫生条件的不断改善,以及社会和谐程度的不断提高医疗设施的日益完备和许多危害人类疾病因素的不断控制,人类的寿命将不断延长。如我国人平均寿命在 20 世纪 30 年代仅 35 岁,50 年代为 51.2 岁,80 年代达 67.9 岁,半个世纪几乎增长了一倍。

二、心理因素

心理是人脑对客观现实的反映,是人在社会实践中对客观现实的反映。受教育程度、文化修养、经济收入、人际关系、工作关系、社会方式及宗教信仰等多种因素的作用和影响。人的心理主要包括两大部分,一是心理过程,二是个性心理。心理过程包括认识、情感和意志,在认识中又包括了感知、记忆、思维、想象等。个性心理包括了个性倾向性和个性心理特征,个性倾向性包括需要、动机、兴趣、信念、理想、世界观等;而个性心理特征包括了智力、气质、性格等内容。精神因素对机体衰老的影响很大,对于人来说,神经系统具有重要的作用,它调节各个器官的活动,使它们彼此之间协调合作,若中枢神经系统特别是大脑皮层功能受到破坏,则会导致代谢紊乱,发生早衰,这点在巴甫洛夫实验室证实了:将正常狗分作两组,给以相同的食物和饲料,一组狗按其固有的生活规律喂养,不施任何刺激,它们很长时间内都是健康的;而对另一组狗加以许多刺激,使其生活在精神紧张状态中,大脑皮层处于过度兴奋状态,长期负担力所不及的任务,结果高级神经活动受到破坏,它们变得行为乖僻,形态与器官功能均发生异常,尽管饲料充足,仍然不断消瘦,掉毛,牙齿脱落,肌肉萎缩,行动软弱无力,有的开始死亡。将这组已变得衰老的狗改放在长期安静的环境休息、喂养,并施以睡眠疗法或给予恢复大脑皮层功能的特殊药物治疗,它们的健康又逐渐好转,毛发复生,肌肉变得有力,能跳过障碍物。这个动物实验表明不良的心理因素会促进衰老的进程。人体也一样,据国外一份对 200 多人进行了将近四十年的调查报告指出:精神舒畅可使人身体健康,衰老来得较慢,那些能适应日常紧张状态的人得重病或中年夭折的可能性比适应能力差的人少得多,其衰老的速度比那些觉得精神压力大的人慢得多。可见精神过度紧张会破坏中枢神经系统的功能而致早衰。

三、运动因素

"生命在于运动",适当的体力劳动和有规律的运动锻炼,是防止早衰、健康长寿的有力措施,对长寿者进行的大量调查表明,常年坚持适度运动是重要因素,现代医学认为,运动可以提高身体新陈代谢,使机体各器官充满活力,从而推迟各器官的衰老进程。运动对心血管系统十分有益,运动可提高心血管系统的功能,使心脏肌肉血液充盈,心壁增厚,收缩有力,保持血管弹性,增加心脏搏出量,此外,运动可以提高人的大脑皮层神经活动过程的强度、灵活性和均衡性,还能使神经细胞得到充足的营养物质,特别是氧气供给充分,可使头脑保持清醒,精力旺盛。研究表明,运动可以保持肺泡的弹性及肺脏的通气及换气功能,通过肺泡进入血液的氧增加,这对于人体各器官,尤其是中枢神经系统是极为有利的,体育运动可以保持好的肌力,使肌肉萎缩和退化性变化速度减慢,骨质疏松时间推迟,同时运动使消化液分泌增多,胃肠蠕动加快,提高对食物的消化和吸收能力,从而满足人体对各种营养物质的需求。动物实验表明,强迫运动的鼠可明显增加生存期。瑞典生理学家索尔延(Saltin)让 5 名 20~29 岁的男性安静卧床三星期,结果发现其最大摄氧量减少27%,最大心输出量减少26%,这些研究都说明缺乏运动是促使各器官功能减退、过早衰老的原因之一。在我国进行的一项百岁健康老人的调查证明,长期坚持适度的劳动或锻炼是长寿的秘诀之一。特制需要指出的是我国的传统运动项目如太极拳、易筋经、五禽戏等在延年益寿方面有独特的优势。

四、疾病与营养因素

决定人口素质的三大因素是遗传、营养和教育,营养过剩和营养不足是导致早衰的原因之一,在我国随着经济的发展和物质的丰富,营养不足的问题已基本解决;与所有发达国家和经济快速增长的国家一样,我国因营养过剩问题造成的疾病特别是心血管疾病、内分泌疾病和肿瘤呈快速、低龄化增长的趋势。因此加强营养教育,建立相应的法律,加快营养与食品卫生专业人才培养是十分紧迫的任务。动物实验表明:降低 30%~40% 的平衡营养水平,可保证缓慢的生长率,使预期寿命延长 1/3~1/2。一些研究认为,人的总能量摄入减少 1/2~1/3,寿命就会延长。因为糖、脂肪、蛋白质在代谢过程中,可产生大量氧自由基,漏出线粒体膜,引起组织细胞的损伤,导致人体衰老。节制饮食可以延缓衰老,但饮食失节,营养失调,会影响人体的生长发育,引起早衰,缩短寿命。

第二节 人类衰老问题的有关学说

现代医学对人类的衰老现象进行了广泛的研究,特别是 20 世纪后运用生命科学研究的最新手段如分子生物学、基因学和各种分析方法以及大范围的流行病学研究,对衰老提出了各种各样的学说和研究成果,这些学说和研究成果对延缓衰老现象的发生和延长人类的寿命提供了基础科学依据,为人类迈向更长的生命提出了解决的办法。这些学说简介如下:

一、遗传因素学说

人的个体寿命与遗传有密切的关联,按遗传学说,人的衰老、寿命长短与先天基因有关。流行病学研究资料表明,遗传因素对人的寿命起着很大的作用。当从亲代的生殖细胞精子与卵子相结合,这种信号称"寿命基因"或"衰老基因"就带给子代。研究认为这种遗传信息存在于细胞核染色体 DNA 片断中。如果这种长寿基因充足,细胞就不易衰老。科学家推测,如果让这种基因通过人为的方式进行增量,那么人类的寿命有可能延长。

二、体细胞突变学说

体细胞突变学说认为,生物在某些化学因素、物理因素、生物因素和其他空间的作用下,可能使体细胞的 DNA 突然变异,引起细胞的形态与功能失调,从而导致机体衰老。物理学家西拉德研究了放射线使遗传物质发生突变的实验,研究表明放射线在环境中的剂量越高,则机体所发生的加速变性就越快。假如会像生殖细胞那样发生自发突变现象,那么体细胞也可能发生突变。这种变化一定会使体细胞功能发生变化,并进而造成组织或器官的功能衰退。体细胞突变学说在 1966 年对肝细胞再生进行研究时,得到了体细胞异常染色体的频度随年龄增加而增多,认为细胞突变与生物年龄有关,因此认为此学说十分有价值,并在一些动物实验中得到了验证。

三、免疫学说

人的免疫功能是随着人的年龄增大而逐渐衰落,产生人体免疫功能的淋巴细胞分为两类,一类叫作 B 细胞的淋巴细胞,来源于骨髓,把产生的抗体分泌到细胞外的体液中去,在那里与侵入人体的有害物质抗争,进行体液免疫。另一类叫作 T 细胞,来自于胸腔前上方的胸腺,产生的抗体留在胞膜上,遇到体外的细菌或病毒入侵,它就用膜上的抗体抵御外来的入侵者,进行细胞免疫。研究表明 T 细胞随着人的年龄增大细胞繁殖数量下降。统计表明,60 岁的人 B 细胞,在血液中的抗体减少;随着 B 细胞和 T 细胞数量的减少,再加上一些有害的因素如在病毒感染、药物、辐射、污染等影响,机体的衰老就可加快进行。

四、内分泌减退学说

人体内分泌系统的调节在动物的生长、发育、成熟、衰老与死亡的一系列过程中具有重要作用,这些作用主要通过内分泌腺分泌的活性物质——激素来完成。内分泌学说认为,人们年龄的增长,内分泌功能的减退,特别是胸腺的功能减退是导致衰老的重要因素。研究认为脑是内分泌引起衰老的中枢,脑内的下丘脑——垂体是控制生理功能的重要组织,随着年龄的增长,机体内环境会发生紊乱,使平衡失调,导致衰老死亡。

五、自身中毒学说

研究表明,衰老是由各种代谢产物在体内不断积聚,导致细胞中毒死亡造成的,这种学说包括大肠中毒说和代谢中毒说两种。

(一)大肠中毒说

这是 20 世纪初由苏联科学家梅契尼柯夫提出的,他认为人体肠道中寄存着大量的细菌,食物在大肠内经细菌分解发酵作用,会产生大量毒素,这些毒素吸收到血液后,对机体有一定毒性作用,可引起组织与细胞的功能障碍,从而引起自身中毒,导致衰老。根据对苏联、匈牙利等许多长寿地区的居民经常饮用发酵品这一事实,主张引进一些细菌置换肠道中原有菌从,如饮用酸牛奶、羊奶等发酵品来抑制肠道细菌,取得了一定的效果。

(二)代谢中毒说

机体中代谢会产生的有害物质,如酮体、胺、二氧化碳等,当它们积累于体内,过多则会使机体中毒,导致衰老。科学家在对鸡胚细胞进行组织培养时发现,如果不断更新培养液,培养细胞就能长期生存;若不更换培养液,细胞很快就会停止生长,并出现退行性变化。这结果可解释为:在前一种情况下,细胞代谢产生的有害物质因更换培养液而被清除了,后一种情况则是有害物质蓄积于细胞内,故停止生长。因此,及时清除机体内的有害物质是延缓衰老的重要手段。

六、中枢神经功能减退学说

人的大脑大约有 140 亿个神经元,从出生直到成年,脑细胞的数量变化不大,但从成年起,脑细胞由于退化而逐渐死亡。到 60 岁左右将失去一半。这时由于脑细胞的逐渐死亡,影响智力和体内环境的平衡。所有研究都支持生理系统功能的变化与年龄有密切关系,因此认为中枢神经系统的改变在衰老的行为方面和其他几种功能改变方面起主要作用。

七、代谢机制说

代谢机制说认为代谢是生命的具体形式,生物衰老是由遗传所安排,而衰老机制则由代谢来表达,衰老始于细胞,细胞的衰老源于代谢失调。遗传是决定一切生物自然寿命的第一因素,而细胞代谢功能失调则是由遗传决定的生物机体产生衰老的机制,这一观点将以往许多关于衰老的学说统一为遗传主导下的代谢失调学说。

八、代谢速度说

代谢速度说认为代谢速度快的其寿命短,反之则寿命长。并认为,环境温度与其寿命密切相关,环境温度高则代谢加快,寿命缩短,反之亦然。通过对多种动物代谢速度与寿命关系的调查和用蚤、蛙、蝇、蜥蜴进行动物实验,均证明了这一观点。不过恒温动物的生活是在维持恒定体温,当环境温度降低时,代谢不仅不降低,反而进食增加,代谢增快,以便产生更多的热量来维持恒定体温,故因其代谢速度加快,反而缩短寿命。

九、自由基学说

该学说认为人体在生命活动中必然会产生一些自由基,它在代谢过程中不断与体内一些物质如蛋白质、脂肪、核酸等结合而生成有害的氧化物或过氧化物,对机体造成损害,引起人体衰老。自由基一般都非常活泼、存在时间短暂,它参与正常生化过程,只有当自由基反应异常或失控才会引起组织的损害或机体的衰老。因此及时清除体内的自由基对抗衰老有一定的作用。

十、生物钟学说

该学说认为在人体的下丘脑中存在着"生物钟样调控机构",控制细胞分裂的速度和次数不同。研究表明,一个中年人由 50 万亿~60 万亿个细胞组成,这些细胞从胚胎开始分裂 46~50 次后,就不再分裂,然后死亡,根据这个细胞分裂次数推算,人类的寿命应是 120 年,这就说明,衰老在机体内类似一种"定时钟",即衰老过程是按一种既定程序逐渐推进。凡是生物都要经历这种类似的生命过程,只是不同物种又各有其特定的生物钟而已。

十一、特定器官功能减退说

特定器官功能减退说认为,衰老的发生并不是体内各脏器同时出现,且各脏器变化速度也不一样,而是由某一最先受累脏器的退变而导致全身性衰老性改变,这就是机体衰老的原因。将最先受累的脏器称原发性脏器,由此而引起的各个脏器变化则称为继发性脏器变化。

十二、性腺萎缩学说

性腺萎缩学说是由著名医学家布劳恩—塞奎毓提出,他认为衰老可能与性腺功能减退有关,因而主张将狗或豚鼠睾丸制成提取液,然后注入人体内,他曾亲自做试验,并认为明显增进了健康,许多人因此效仿,但最终因效果不佳而停止。

第三节　延缓衰老的现代实验研究

随着科学技术的发展与进步,世界各地的科学家用不同的方式、不同的手段,从不同角度,对延缓衰老进行了多方面、多角度的实验研究、探索,其主要的途径和方法简介如下:

一、物理学因素对衰老的研究

(一)温度

人们早就发现变温动物的寿命与环境温度有密切的关系,在低温条件下变温动物寿命较长,有的观点认为这是这类动物在低温条件下改变体温,使代谢变慢,从而延长了寿命。由此联想到对体温恒定的哺乳动物,但研究表明对体温恒定的哺乳动物,其环境温度与寿命的关系与变温动物不一样,甚至冬眠哺乳类的寿命反而更短。因此,温度对寿命的影响还有待继续研究。但如果考虑在环境温度不变的情况下,如果使哺乳类动物体温自动下降,那么其新陈代谢变缓慢能否延长寿命呢? 所有研究都表明这是可能的,但迄今还未找出适当办法来降低体温。因此温度与长寿的关系仍是值得关注的热点问题。

(二)电离辐射

我们生活在一个大的辐射场,但电离辐射是有害因素,研究认为,许多衰老变化与受辐射后果相似,长期以来,人们都认为可建立一个电离辐射与衰老模型用于探索衰老原因,不过在近来的研究证明衰老功能与辐射损伤基本上是不一样的。辐射可缩短动物的寿命,但并不一定促进衰老,辐射的影响常因动物种类、性别、年龄、辐射源和剂量以及照射时间、方式不同而异,其中机制比较复杂。

令人感到惊奇的是,在对某些昆虫及温血动物进行低剂量照射时,发现不但不缩短寿命,而且可能延长寿命20%~60%。此外,当把一次照射的剂量分为几次照射时,即定期间隔以小剂量照射动物也往往延长寿命。同时发现接受辐射的年龄也很重要。研究发现老年鼠接受小剂量辐射有延寿倾向,这可能是由于小剂量对某些疾病有治疗作用,抑制了恶性肿瘤、感染和寄生虫的生殖所致。也有人认为小剂量照射的延寿倾向似乎是一种称作"毒物兴奋效应"(Homesisy)的表现,当然这还有待于更加深入的研究和实验。

二、生物学途径的研究

根据细胞分裂次数决定寿命之长短的学说理论,科学家们实验研究设法采取某些措施,如用抗衰老药物或其他药物,增加细胞分裂次数或延长细胞分裂周期,从而达到长寿。经实验初步证实,在实验培养的人肺细胞的培养基中添加维生素E,就可使细胞的分裂次数增加到120次以上。

因此科学家认为,延长胸腺功能,可延长人的寿命,实验证实,将新生小鼠的胸腺切除,其生存期便从原来的3年缩短为6个月,而垂体退化的侏儒鼠在注射1次淋巴细胞后,则可使它们的寿命延长3倍,有人设想将年轻人的胸腺T细胞取出冰冻储存起来;经过40~50年以后,当这个年轻人衰老之后,再将解冻的胸腺T细胞注射进去,这样会恢复其青春的活动力,提高免疫力,抵抗老年病,寿命就会延长。

限食可延长寿命,为此20世纪40年代马凯伊曾用雄大鼠做过一系列实验,证明限食可以延长哺乳动物的寿命,并在不同种类及品系的动物实验中得以证实,但限食延长寿命的机制尚不明确。如何应用于人类还值得研究。

抗氧化剂可有效地去除自由基,因此认为抗氧化剂有抗衰老作用。例如:巯基乙胺、乙氧喹、丁化羟基甲苯、维生素E等。但机制尚没有取得统一的认识。有人不认为是抗氧化剂抵消了自由基损伤,有人认为是影响了食欲或同化作用,达到与限食延寿同样的效果;也有人认为是抗氧化剂诱导某些酶的活性从而刺激了一些导致长寿的反应。

微量元素有抗衰老作用在20世纪60年代就有人关注,动物实验表明只发现3价的铬、钇、钯延长了小鼠的寿命;70年代有人发现锰在一定浓度下可延长果蝇的寿命。因此微量元素的作用有待更多的研究,特别是最适浓度还须探索。众所周知,几乎所有化学物质大剂量使用都不会对寿命产生有利作用。

在研究抗衰老的过程中国内外不少学者对溶酶体膜稳定剂作用进行了研究。膜学说认为溶酶体膜稳定性下降会使溶酶体膜内的水解酶超常释放,给细胞带来严重后果,故需要探求膜的稳定剂。有人试验了 40 种合成的及生物来源的膜稳定剂对果蝇及小鼠寿命的影响,结果表明有一定保护作用。在对豚鼠与小鼠神经细胞中的脂褐素的蓄积量研究中发现,随着年龄的增加其脂褐素的蓄积量增多,如对这些动物中的老年动物使用氯酯醒(甲氯芬酯),可使其神经细胞中的脂褐素明显减少。如霍奇斯查尔等人的研究报告表明,给小鼠使用氯酯醒,可使雄性小鼠的平均寿命增长 27%,使雌性小鼠的平均寿命增加了 5.9%。科学家指出人体很有可能存在着衰老与死亡基因,加入能使用遗传工程的技术关闭这些基因,或者导入年轻人的基因来置换,不断修复那些已经衰退的关键性基因,则可延长人的寿命。

生物合成及代谢抑制剂代谢强度往往与寿命成反比,因此抑制其生物合成将起到抑制代谢延长寿命的作用。据此,苏联有人用抑制 DNA 转录的橄榄霉素及放线菌素 D 以适当浓度培养果蝇,结果延寿 20%~30%。

综上所述,随着科学技术的进步,实验探索方法的丰富,对长寿老人长寿原因研究的深入以及生物学、免疫学、生物化学、遗传学、分子生物学、核医学、老年医学等学科的不断发展,新的抗衰老的理论和方法还将不断涌现,人们期盼延年益寿的理想总有一天会变成现实。

第四节　几种延缓衰老的设想与方法

古今中外千百年来,人类为了达到长寿的目的,进行了无数次艰苦的探索和实践,有的甚至付出了生命的代价。例如秦始皇派术士求长生不老的药物,耗费了巨大的人力和财力,但秦始皇并没有长寿。再如东晋时服食"五石散"盛行,结果是求寿不成反损健康,甚至损害了生命。最典型的例子就是清雍正朝的雍正皇帝就死于吃了过量的丹药。因此用唯物主义的观点来看,长生不老是不可能的,但在现有寿命基础上延长是完全可以的,当前中外许多专家学者正潜心于防老抗衰的研究,并提出了一些延缓衰老的措施与方法。

一、抑制"衰老激素"

科学家普遍认为,随着年龄趋老,垂体会不听下丘脑指挥而分泌出一种特别的"衰老激素"。如果提炼出这种"衰老激素"的纯净物并由此研制出"抗衰老激素",可使人类的寿命达到 400 岁。但从容易实现的角度来看,科学家目前普遍将延长寿命的期望寄托于抗氧化剂如维生素 E、花青素、白藜芦醇等。因为它能防止机体中的所谓"游离基反应",从而抑制机体分子的衰老进程,动物实验表明,抗氧化剂如维生素 E 能使动物的寿命增加 30%。

二、使用抗氧化剂法

美国和苏联科学院科学家认为自由基是催人衰老的大敌,尤其在不饱和脂肪酸的过氧反应中,由于自由基性质活泼,极易破坏体内核酸、蛋白质、脂质及细胞膜的结构,因此科学家设想出将抗氧化剂从外部作用于机体的方法。将维生素 E、维生素 C、半胱氨酸、巯基乙胺、次磷酸钠、亚硫酸氢钠、丁羟基甲苯及微量元素硒等抗氧化剂用于抗衰老。苏联生物学家用这些抗氧化剂喂食老鼠的试验证明,上述物质可使老鼠的平均寿命延长 8~10 个月,并且还治愈了一些老鼠身上的赘瘤。虽然抗氧化剂的防衰老机制目前尚不甚明了,但它所引起的脑垂体激素浓度和肾上腺、甲状腺成分的改变很可能为现代医学开辟一条探索生命本质的新途径。

三、保持免疫功能正常

人体的免疫系统不仅抵御微生物、病毒和细菌的入侵,而且担负着识别和排斥机体中各种不速之客的职能。在衰老过程中,免疫功能下降,会引发自体免疫反应,此时淋巴细胞不仅会进攻体内的异物,而且还会错误地吞噬自体细胞。科学家们正欲借助于免疫工程方面的外科改造来延缓衰老。日本科学家已成功地给老年老鼠移植了具有免疫性的胸腺和骨髓,从而使之"年轻化"。实验表明,这种方法可使动物的寿命增加 1/3,同时也提高了机体的抗病毒能力。

四、置换衰老器官

人体功能器官的移植在当今医学领域已十分普遍。科学家设想如果人类可培育出有生命的有机器官(如 3D 打印技术的发明),以便在必要时顶替人体的缺损器官,那么长寿是可以变成现实的,我们相信随着科学的发展,这一设想会变为现实。

五、激素调节法

1889 年法国内分泌学家布罗恩·赛卡尔在对动物进行长达 20 多年的延长寿命试验

后,声称人的精液具有延年益寿的作用。不久,奥地利著名老年学家施泰纳赫在一些老年动物身上做睾丸移植获得了返老还童效果;法国外科医生沃罗诺夫将山羊、绵羊和黑猩猩的输精管移植到老年人身上而使衰老症状消失,一些退化了的功能得以恢复。但实际上,上述试验均非成功之举,因为食欲或性欲的短暂激发也会带来记忆和其他的心理功能的衰竭,而且很快就会回复到原先的衰老过程。尽管如此,这些试验却极大推动了对衰老机制的研究,并使科学家对激素延寿法产生了浓厚兴趣。最新研究成果表明,肾上腺素及女性激素有利于延长寿命,而甲状腺素和男性激素只能使寿命缩短。因此,全面综合地调节各种激素比例大有可为。另外有的学者指出:性生活在衰老机制中占有相当比重。性激素的过度消耗会导致衰老速度的加快,要想长寿就不能纵欲过度。然而有节制的性生活不仅不会促进衰老,反而有益健康。例如用活了 600 天的老鼠做试验,控制交配的一组平均活了 1100 天,任其交配的一组则活得短。可见,科学合理地安排自己的性生活是事关延年益寿的大问题。这与我国古代医学家的实践和记载是相一致的。

六、降低体温法

降低体温是指降低机体上的正常体温,它旨在延缓代谢速率,减慢发育节律,抑制毒素滋生,从而达到长寿的目的。一般冷血动物降低体温后可延长寿命几十倍到几百倍,这主要是由于能量的积聚和消耗、核糖核酸和蛋白质的生物合成过程随之延长的结果。有研究表明,如果将温血动物的体温下降 $2 \sim 3.5℃$,其寿命可望增加一倍,并能保持原有的生命活力不变。因为体温毕竟是温血动物赖以生存的极为重要的条件。因此必须确定临界体温的各种参数,这在目前难以实现。此外,降低机体体温绝对不能用降低外界气温的办法,这样做反倒会促使体温升高,代谢速率加快,并最终导致寿命缩短。现代医学证明,人体体温的调节中枢位于下丘脑部位,它犹如一台非常敏感的恒温器,负责对外界条件的变化迅速做出反应。人到老年后各种适应能力之所以降低,就在于恒温器出了问题。因此,揭示控制这一恒温器的奥秘,必将给老年学研究以启迪。目前生物学家已经积累了有关下丘脑发育变化等方面的详细资料,可以预计,人类在不久的将来就能找到作用于该器官的有效方法,以降低体温直至冬眠来实现寿命的延长。

七、维持细胞膜的功能良好

近年来,科学家通过对细胞的深入研究,得出了"只要细胞膜的功能良好,就可以使细胞不易老化,只要人体细胞活跃,人就会青春长驻"的结论。细胞外膜,结构独特而精密,外面的养分可以渗进去,而细胞内的脂肪则不会渗漏出来。在适当温度下,细胞膜内的脂肪呈液体状态,一旦渗出来后,就会形成硬粒。因此,不使脂肪变成硬粒,便是长寿措施之一。生命延续,需要氧化作用,在氧化的过程中有害物质不断释放出来,进入细胞内部,使内部污染。为了不使细胞受到污染,目前已发现的方法是使细胞吸入维生素 E、C 和乙种胡萝卜素,因为它们能迅速溶于脂肪,可减少细胞内部污染,起着保护与防病作用。这样就可以有效地延长寿命。

八、维持下丘脑的功能

下丘脑是人体的"生物钟",导致人机体自然死亡的基本原因是由于人体"生物钟"节律的丧失,在正常情况下,来自人体内部世界的所有信息都会转变为神经信号和内分泌的激素信号,并交由下丘脑处理。随着年龄的增大,下丘脑的活动逐渐出现障碍,功能受到抑制。但增加下丘脑中一种特殊物质"多巴胺"的含量就可使"生物钟"的节律恢复,假如在食物中添加这种物质,可使动物寿命增加10%。但对人的应用效果,尚待进一步研究。

九、抑制细胞突变法

大多数科学家认为,衰老与细胞染色体发生畸变有关。染色体畸变愈多,寿命就愈短。针对这一现象,学者们开始设法研制一种既能诱发有利变化,又能抑制细胞畸变的新药物,这种药就被称为抑制剂。抑制剂具有延缓并最终阻止核糖核酸与蛋白质化合、降低机体代谢速率的作用,在果蝇身上获得的实验数据说明,果蝇吃了拌有这种抑制剂的食物,其寿命就延长了20%～30%。在果蝇身上获成果后,研究者又用橄榄霉毒(抑制剂)喂食已经活了20个月的老鼠,结果平均寿命延长到35.6个月,因为橄榄霉素能使体内血浆、心肌、大脑及肌肉中的脂肪、脂肪酸、胆固醇含量普遍降低。此外,橄榄霉素还能阻止动脉粥样硬化及由此而引起的各类并发症的产生。生物学家据此认为,抑制细胞畸变来达到延寿有着非常诱人的发展前景。但应用于人的延长寿命还有待进一步的研究。

十、遗传工程法

延长细胞个体寿命来促使人类益寿延年的研究是科学家研究的又一重点,通过药物来延长细胞的寿命或通过遗传工程的方法改变衰老信息。研究表明:控制细胞分裂寿命的奥秘是细胞核内的 DNA,而遗传基因是衰老的关键。通过遗传工程技术修补发生了差错的基因,或者导入新的人工合成的年轻基因去更换老化的基因,或者切除衰老基因、恢复那些抑制基因的作用,从而复壮衰老的机体。

延年益寿是古今中外千百年梦寐以求的理想,从方士、宗教、自然、哲学、环境、心理、民俗、遗传、生活习惯、社会制度和现代分子生物学等都进行了广泛深入的研究和探索,虽然有的方法还欠科学,甚至是错误的,但人类的这种追求生命理想的行为和行动值得称赞和学习。万寿无疆固然不现实,但人人做到长命百岁是完全可以实现的,我们今天有比过去更发达的科学水平,有更先进的科学方法和分析手段,有运算速度上百亿次的超级计算机,特别是中国有几千年的传统医学精神和无与伦比的医学财富,我们相信在不久的将来,人类对长寿和养生的研究一定会有新的突破,一定会实现人人健康、长寿的伟大理想。

（编写：刘克林、谢惠波）